萬古千秋事有愁窮源一念沒來由此心歸到真如海不向江河作細流

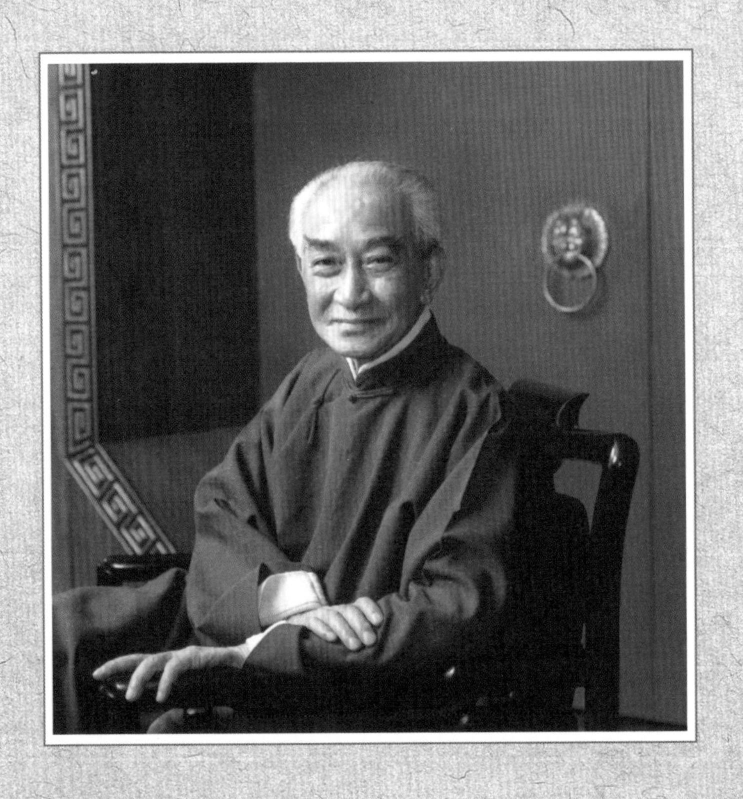

南怀瑾堂大学

静坐与修道

南怀瑾 著

人民东方出版传媒
東方出版社

图书在版编目(CIP)数据

静坐与修道/南怀瑾著.—北京:东方出版社,2022.1

ISBN 978-7-5207-1102-9

Ⅰ.①静… Ⅱ.①南… Ⅲ.①静功-养生(中医) Ⅳ.①R214

中国版本图书馆CIP数据核字(2019)第164158号

静坐与修道

南怀瑾 著

责任编辑:王夕月

出　　版:东方出版社

发　　行:人民东方出版传媒有限公司

地　　址:北京市东城区朝阳门内大街166号

邮　　编:100010

印　　刷:北京明恒达印务有限公司

版　　次:2022年1月第1版

印　　次:2025年3月第11次印刷

开　　本:650毫米×960毫米 1/16

印　　张:11

字　　数:133千字

书　　号:ISBN 978-7-5207-1102-9

定　　价:32.00元

发行电话:(010)85924663 85924644 85924641

编者的话

南怀瑾先生是享誉国内外，特别是华人读者中的文化大师、国学大家。先生出身于书香世家，自幼饱读诗书，遍览经史子集，为其终身学业打下坚实基础；而其一生从军、执教、经商、游历、考察、讲学的经历又是不可复制的特殊经验，使得先生对国学钻研精深，体认深刻。先生于中华传统文化之儒、道、佛皆有造诣，更兼通诸子百家、诗词曲赋、天文历法、医学养生，等等，对西方文化亦有深刻体认，在中西文化界均为人敬重，堪称“一代宗师”。书剑飘零大半生后，先生终于寻根溯源返归故里，建立学堂，亲自讲解传授，为弘扬、传承和复兴民族文化精华和人文精神不遗余力，其情可感，其心可佩。

祛病延年和精神永恒，是芸芸众生的共同追求，在中国发展出各色理论和方法。南怀瑾先生以一个“过来人”的身份著述本书，分享自身经验及心得，对如何静坐而健康长寿、成就智慧提供最直接、最实用的指导。书中着重阐述了什么是“静”，静坐的姿势与要点，佛、道、儒三家的静坐修持法各有什么特点，体内气机的反应与引发的心理与生理的变化又是如何，等等。更为重要和难能可贵的是，对于一般修习者常见的糟糕做法，如将幻听误以为神通，将扣关点穴作为炼精秘诀，等等，南先生直指其非，并逐一说明原委。至于介绍病患者静坐的不同感觉，点破“河车”运转和气通八脉之后的情景等，更是将所知所得和盘托出，无私无畏。

本书特附录了南先生所著、刘雨虹老师语译的《禅海蠡测》两节，对静坐修定的注意事项以及初修禅定的入门方法，作了更进一步的补充和扩展。

我社与南怀瑾先生结缘于太湖大学堂。出于对中华优秀传统文化的共同认识和传扬中华文明的强烈社会责任感、紧迫感，承蒙南怀瑾先生及其后人的信任和厚爱，独家授权，我社遵南师遗愿，陆续推出南怀瑾先生作品的简体字版，其中既包括世有公论的著述，更有令人期待的新说。对已出版过的简体字版作品，我们亦进行重新审阅和校订，以求还原作品原貌。作为一代国学宗师，南怀瑾先生“通古今之变，成一家之言”，毕生致力于民族振兴和改善社会人心。我社深感于南先生的大爱之心，谨遵学术文化“百花齐放，百家争鸣”之原则，牢记出版人的立场和使命，尽力将大师思想和著述如实呈现读者。其妙法得失，还望读者自己领会。

东方出版社

二〇二一年十二月

目　　录

新版说明

本书原名为《静坐修道与长生不老》，内容原是许多短篇，从一九七〇年五月开始，连续刊登于《人文世界》月刊。由于各方的反应热烈，于一九七三年集结成册出版。

关于静坐的法门，以往流行的两本书，《因是子静坐法》和从日本传回的《冈田静坐法》，内容都较简单，而南师怀瑾先生所撰写的这本有关静坐方面的文章，则是集合了道家、佛家等各方面的资料与经验，内容严谨精要，故而始终流行不衰。

一九八四年，朱文光博士将本书译为英文，在美国由 Samuel Weiser 公司出版发行。后于国际书展时，被葡萄牙、意大利等国转译为该国文字。

此次简体字版再版，书名更改为《静坐与修道》，除重加订正外，各种静坐方式照片亦重新拍摄，并由学友何碧默（瑜珈教师）作姿势示范。

刘雨虹　记

二〇一九年十月

前　言

人，充满了多欲与好奇的心理。欲之最大者，莫过于求得长生不死之果实；好奇之最甚者，莫过于探寻天地人我生命之根源，超越世间而掌握宇宙之功能。由此两种心理之总和，构成宗教学术思想之根本。西方的佛国、天堂，东方的世外桃源与大罗仙境之建立，就导致人类脱离现实物欲而促使精神之升华。

舍此之外，有特立独行，而非宗教似宗教，纯就现实身心以取证者，则为中国传统的神仙修养之术，与乎印度传统的修心瑜伽及佛家“秘密宗”法门之一部分。此皆从现有生命之身心着手薰修，锻炼精神肉体而力求超越物理世界之束缚，以达成外我的永恒存在，进而开启宇宙生命原始之奥秘。既不叛于宗教者各自之信仰，又不纯依信仰而自求实证。

但千古以来，有关长生不老的书籍与口传秘法，流传亦甚普及，而真仙何在？寿者难期，看来纯似一派谎言，无足采信。不但我们现在有此怀疑，古人也早有同感。故晋代人嵇康，撰写《养生论》而力言神仙之可学，欲从理论上证明其事之真实。

嵇康提出神仙之学的主旨在于养生，堪称平实而公允。此道是否具有超神入化之功，暂且不问。其对现有养生之助益，则绝难否认。且与中国之医理，以及现代之精神治疗、物理治疗、心理治疗等学，可以互相辅翼，大有发扬的必要。

一种学术思想，自数千年前流传至今，必有它存在的道理。古人并非尽为愚蠢，轻易受骗。但是由于古今教授处理的方法不同，所以我们今天对此不容易了解。况且自古以来毕生埋头此道，进而钻研深入者，到底属于少数的特立独行之士，不如普通应用学术，可以立刻见效于谋生。以区区个人的阅历与体验，此道对于平常注意身心修养，极有自我治疗之效。如欲“病急投医，临时抱佛”，可以休矣。

至欲以此探究宇宙与人生生命之奥秘，而冀求超凡者，则又涉及根骨之说。清人赵翼论诗，有“少时学语苦难圆，只道工夫半未全。到老方知非力取，三分人事七分天”之说。诗乃文艺上的小道，其高深造诣之难，有如此说，何况变化气质，岂能一蹴而就，而得其圜中之妙哉！

本书的出版，要谢谢多年来学习静坐或修道者的多方探询，问题百出，使我大有应接不暇之感。乃以浅略之心得与经验，扫除传统与私相授受的陋习，打破丹经道书上有意隐秘藏私的术语，做一初步研究心得之平实报道。对于讲究养生的人或者有些帮助。

在此尚须声明，所谓“初步”并非谦抑之词，纯出至诚之言。要求更为深入，实非本书可尽其奥妙。如果时间与机会许可，当再从心理部分，乃至综合生理与心理部分，继续提出研究报告。

一九七三年岁次癸丑净名庵主记于台北

长生不老确有可能

在我的一生中，有不少人无数次问过这些问题。一个做了几十年医生的人，如果没有宗教家的仁慈怀抱，有时候真会厌恶自己“当时何不学春耕”，懒得再讲病理：同时更会讨厌求诊治病的人存有顽强的主见，不肯合作。我虽然不是医生，但实在缺乏耐性详细解答这些迷惑的心理病态，有时候碰到别人问起这些问题时，我劈头就说：你几时真正见到世界上有长生不死的人？除了听别人说的，某地某人已经活了几百岁，广成子、徐庶，都还活在峨眉山和青城山上，绝对没有一个人敢亲自请出一位长生不死的神仙来见人。其次，我就要问：你认为静坐便是修道吗？道是什么？怎样去修？你为什么要修道和静坐？几乎十个就有五双的答复，都是为了“却病延年”与“消灾延寿”。讲到静坐与修道，大多数都想知道静坐的方法，以及如何打通任督二脉与奇经八脉，或者密宗三脉七轮等等问题。可是他们都忘记了为长生不死而修道，为打通任督等脉而静坐的最高道理——哲学理论的依据。因为一个人为自己长生不死而修道，这是表示人性自私心理极度的发挥。如果打通身上的气脉便是道果，那么，这个道，毕竟还是唯物的结晶。道，究竟是心是物？多数人却不肯向这里去深入研究了。

那么，人类根本没有长生不死的可能吗？不然！不然！这个问题，首先必须认识两个不同的内容：

（一）所谓长生，就是“却病延年”的引申，一个人了解了许多养生必要的学识，使自己活着的时候，无病无痛，快快活活地活着，万一到了死的时候，既不麻烦自己，也不拖累别人，痛痛快快地死去，这便是人生最难求得的幸福。

（二）所谓不死，不是指肉体生命的常在，它是指精神生命的永恒。但这里所谓的精神生命，究竟是什么东西呢？它的本体，是超越于心物以外而独立存在的生命原始；它的作用和现象，便是现有的生理和心理的意识状态。至于精神的究竟状况是什么情形？那是另一个非常麻烦繁复的问题，留待以后慢慢地讨论。其实，自古以来所谓的修道，乃至任何宗教最高的要求，都是要以找到这个东西，返还到这个境界为目的，只是因文化系统、区域语言的不同，而使用各种不同的方法来表达它的意义而已。

那么，道是可以修的吗？“却病延年”的“长生不老”之术，的确是有可能的吗？就我的知识范围所及，可以大胆地说：是有道可修，“长生不老”是有可能的。但是必须了解，这毕竟是一件个人出世的事功，并非入世利人的事业。如果一面要求现实人生种种的满足，同时又要“长生不老”而成神仙，那只有问之虚空，必无结果。《说郛》上记载一段故事：有一位名公巨卿，听说有一个修道的人，已经活了二百多岁，还很年轻，便请他来求教修道的诀窍。这个道人说：“我一生不近女色。”那位巨公听了以后，便说：“那还有什么意思，我何必修道。”其实，除了男女关系以外，现实人生的欲望，有些还胜过男女之间的要求，更多更大。同时，更必须了解，想要求得“长生不老”，这便是人生最大的欲望，当然也便是阻碍修道最大的原因了。一个人在世界上，要想学成某一门的专长，必须舍弃其他多方面的发展，何况要想达到一个超越常人的境界呢？道家的《阴符经》说：“绝利一源，用师十倍。”如果不绝世间多欲之心，又想达到超世逍遥之道，这是绝对不可能的事，至少，我的认识是如此，过此以外，就非我所知了。

静坐的方法

至于问到静坐的方法有多少种的问题，据我所知，只有一桩——静坐。如果要说静坐的姿态有多少种？那么，它大约有九十六种之多。可是所有方法的共通目的，都是在求“静”，那么“静”便是道吗？否则，何以必须要求“静”呢？这是两个问题，同时，也是两个不同的观念，包括三个要点，不可混为一谈。

（一）静与动，是两个对立的名词，这两个对立名词的观念，大而言之，是表示自然界物理现象中两种对立的状态，小而言之，它是指人生的活动与静止、行动与休息的两种状态。道非动静，动与静，都是道的功用。道在一动一静之间，亦可以说便在动静之中。所以认为“静”便是道，那就大有问题。

（二）求“静”，那是养生与修道的必然方法，也可以说是基本的方法。在养生（包括要求健康长寿——长生不老）方面来说：一切生命功能的泉源，都从“静”中生长，那是自然的功用。在自然界中，任何动物、植物、矿物的成长，都从“静”态中充沛它生命的功能。尤其是植物——一朵花，一粒谷子、麦子等等的种子，都在静态中成长，在动态中凋谢。人的生命，经常需要与活动对等的便是休息。睡眠，是人要休息的一种惯性姿态，人生往复不绝的生命动能，也都靠充分的休息而得到日新又新的生机。

所以老子说："夫物芸芸，各复归其根，归根曰静，是谓复命。""静为躁君"，以及后来所出的道家《清静经》等道理，乃至曾子著《大学》，以"知止而后有定，定而后能静，静而后能安，安而后能虑，虑而后能得"，等等观念，都是观察自然的结果，效法自然的法则而作此说。甚至佛家的禅定（中国后期佛学，又译为静虑）也不外此例。

（三）在精神状态而言，静是培养接近于先天"智慧"的温床。人类的知识，都从后天生命的本能，利用聪明，动脑筋而来。"智慧"，是从"静"中的灵光一现而得。所以佛家戒、定、慧的三无漏学，也是以静虑——"禅定"为中心，然后达到"般若"智慧的成就。

那么，用什么方法去求"静"呢？这是一个非常可笑的问题，而人们都是那样轻易地问出来。"静"便是"静"，用心去求"静"，求"静"又加上方法，那岂不是愈来愈多一番动乱吗？若在禅宗来说，便可以直截了当地答："君心正闹在，且自休去。"这样说来，"求静"根本便错了，或者说可以不必求"静"啰！那也未必尽然。不必陈义太高，但卑之而毋高论地说，一般人的心理和生理状态，经常习惯于动态；在心理方面，如意识、思想、知觉、情感等，好比多头的瀑布、澎湃的江河，真有"无尽长江滚滚来"的趋势；在生理方面，血液的通行、神经的感受、气息的运行，时时刻刻都会发生苦乐的觉受，尤其在静坐的时候，如果身体早已潜伏有病根，它可能会发生酸、痛、冷、热、胀、麻、痒等感觉，比起不静的时候还要强烈。"树欲静而风不止"，心欲静而动乱愈多，所以一般初学静坐的人，往往发现自己的思虑营营，非常杂乱，甚至比起不静坐的时候，反而更加烦躁、不安；因此更加恐慌，认为自己不应该“静坐”，或者加上武侠小说与民俗神话等的传说，恐怕“静坐”会“走火入魔”。其实，这都是不明道理，自己头上安头，错加误会，构成心理上的阴影。

静坐的心身状况

为了便于了解“静坐”时有关心理与生理的问题，首先要从心理说起。人，为什么想要“静坐”？这当然有很多的理由，倘使说“白头归佛一生心”，或者“我欲出离世间”，未免太过笼统。如果把它归纳起来，便如上文所说为了“祛病延年”，希求“长生不老”；乃至说为了“修道”，为了“养生”，为了“养心”等各种愿望，总而言之，总有一个目的。

是谁产生这个目的？那当然会说：“是我。”那么，是“我”哪方面的动机呢？一定说：“是心。”——这里所谓的心，大约包括了现代观念的脑、意识、思想等等名词。好了，既然是我“心”想“静坐”，或者说“静坐”先求“静心”，何以在“静坐”时，反而会觉得思虑营营，其心不能安静呢？殊不知我人的心——意识、思想，由生到死，从朝到暮，根本就习惯于思虑，它犹如一条瀑布的流水，永远没有停止过；只是它与生命共同存在成习惯，自己并不觉得平常就有这许多思虑，一旦到了要“静坐”的时候，在比较安静，向内求静的情况中，便会发觉自己的心思太乱。

其实，这便是“静坐”第一步的功效。譬如像一杯浑浊的水，当它本来浑浊的时候，根本就看不见有尘渣。如果把这一杯水安稳地、静静地放在那里，加上一点点的澄清剂，很快便会发现杯中的尘渣，纷纷向下沉淀。不是这杯水因为在安静的状态，而起了尘渣，实在是它本来便有尘渣，因为静止，才被发现。又譬如一间房屋，平常看不见它有灰尘，当阳光忽然透过缝隙，才发现了光隙中有灰尘在乱舞纷飞，你既不要去打扫它，也不要用一个方法去掉它，只要不摇不动，不去增加，也不去减少它，慢慢地再静止下去，它自然就会停止纷飞了。

但是在这里最可能发生的问题，便是当比较安静的情况来临时，往往便会想睡眠，或者不知不觉，自己便进入睡眠的状态。有了这种情形，又怎么办呢？那时，你要仔细审察，体会自己，倘使是从生理——身体的劳累，或者是心力的疲惫而来，不妨干脆放身而眠，等待睡足了，精神爽朗时，再来“静坐”。倘使发现心力和身体，并无疲劳的现象，那么，最好起身稍作运动，或者特别提起精神，做到始终保持适度而安稳的静态才对。

哪一本是静坐的最佳入门参考书

几十年以前，要学静坐的人，没有明师（不是名师）指导，便不敢学静坐，实在找不到明师的时候，便靠道书中的丹经（修炼内丹学做神仙的书籍），一知半解，盲修瞎炼。民国十三年（1924 年）以后，如张三丰《太极炼丹秘诀》、《因是子静坐法》，以及由日本倒转回来的《冈田静坐法》、气功秘诀等书，随着时代的开明，教育的普及，印刷的发达，到处可以看到。抗战胜利以后，佛家天台宗修炼止观的书籍，如《小止观六妙门》《摩诃（大）止观》，袁了凡《静坐法正续编》等也应运流行，普遍传开。同时，由藏文翻译成汉文的密宗修法经典，或由英、法文转译回来的密宗书籍，也陆续公开。其中以密宗黄教祖师宗喀巴大师所著的《菩提道次第论》中，《修止与修观》的抽印本，与天台宗大小止观的方法相同，较为稳当妥实。但有关佛家修习静坐（禅定）的书籍，又必须与全部佛学的教理相融汇，才能相应。

因是子静坐法的利弊

在这些书籍中如果要说哪一本书，可做初步入门最正确的指导，实在都不太合适。而合于佛道两家正统的典籍，学理又不简单，至于不太合于正统道理的书，问题又太多。在无书可资遵循的时候，比较普遍为人所乐道的，便是蒋维乔先生所著的《因是子静坐法》，多少人如法炮制去学静坐，多少人想使自身上发生气脉感受，做到和他一样。其实，《因是子静坐法》只能说是蒋维乔先生本身学静坐的经验谈，或者可说是他学习静坐的反应实录，可以贡献给大家做参考，但绝不是金科玉律，更非不易的法则。我们首先须要了解，蒋先生开始学习静坐的时候，早已患了严重的肺病，一个人到了有病的时候，心境反而比较宁静。情绪虽然近于消极，有时思想反而清明，“有病方知身是苦，健时多向乱中忙”，这是人之常情。因为他本身有肺病，所以必须要在静中休养，等到生理恢复本能活动的时候，相当于道、佛两家所说的气机或气脉便会发生作用，循着中国医学所说的人身十二经脉的流行，于是气机到达某处，该处就自然产生某种感受。在这种情况当中，只要不去揠苗助长，任其自然流行，便是最好的生理疗法，对任何一种疾病都有效，何况是必须靠静养治疗的肺病。总之，任何中西医药治疗疾病的根本方法，都靠静养，所有中西药物，只有帮助治疗的功效，并无绝对祛病的作用。疾病之所以恢复了健康，得到药物帮助的效果，仅有十之三四，靠着卧床住院的静养，因此引发本身体能的治疗效果而重获生机，却占十之六七的重要。就是使用外科手术后的医疗道理，也并不外于此例。何况有关心理和精神病的治疗，同样不外于此理。

了解了这些道理以后，便可知道《因是子静坐法》所说气机发动和气脉流行的境界，这只是著者蒋维乔先生有病之身学习静坐后的现象和经验，不可以偏概全，认为人人必会如此，视为千篇一律的定则。如果不懂得这个道理，依照《因是子静坐法》去实验静坐，而且就把它视为师法之当然，必定会弊多益少，适得其反。

人体的气机是怎么一回事

东方古代的医药之学，皆与巫术同源共祖，中国的医学，也不例外。在三千年以前，中国的医药之学，由巫医而转入道家的方术（又称为方技），这是周、秦之间的事。中国的医学和道家的方术，以及印度自古相传的瑜伽术，都承认人身生命的泉源，在于人体内部所潜藏无限气机的库藏。不过古代道家的丹经，这个“气”字，是用原始的“炁”字。如用拆字的方法来讲，“无”即是“無”的古字，下面四点即是“火”字的假借，换言之，“无火”之谓“炁”。什么是“火”呢？淫欲、情欲、躁动的意念都是火。没有了这些燥火（等于中医书上所说的相火），元气大定（君火正位），渐渐便可引发固有生命的气机。气机的流行，它依循昼夜十二个时辰（中国古代的计时方法，与宇宙日月运行的规则相通），周流人身气脉（十二经脉）与腑脏一周。而且在每一时辰之中，经过气脉的部分不同，就又研究出人身穴道的学说，发展成为针灸之学。

除了医学所称的十二经脉以外，另有不隶属于十二经脉的气脉，便是道家特别重视的奇经八脉。奇经的“奇”字，并不是奇怪的意思，而是“单支”的意思；也便是涵有特殊的、单独的含义。奇经八脉，包括了督、任、冲、带、阳维、阴维、阳跷、阴跷等八根脉腺。督脉便是庄子在《庖丁解牛》篇中所提及“缘督以为经”的督脉，大约相当于现代医学所说的中枢神经系统的脊髓神经。任脉则相当于现代医学的自律神经系统与腑脏的关系。带脉相当于现代医学的肾脏神经系统。阳维、阴维则和现代医学的大脑、小脑与间脑的神经系统有密切的关联。阳跷、阴跷相当于现代医学的生殖神经，包括摄护腺与手足等主要神经作用。唯有冲脉很难说，扩充其量而言，它在中枢神经与自律神经之间并无固定部位和系统的范围：它由生殖机能与睾丸之间的小神经丛开始，一直经过胃与心脏部分而上冲间脑。

只有打通气机的人，才能切实体会得到气脉的状况，而后相信确有其事。但特别需要声明的，我非专门学医的人，所引用中西医学上的名词，仅是研究心得，强作解人加以说明而已，不可拘泥属实。

此外，由印度上古瑜伽术的传承，经过佛家的洗练和整理，而成为佛教密宗一派的修炼方法，也很注重人体的气脉，以三脉四轮（详称七轮）为其主要的体系。三脉，即是人体平面的左、右、中三脉，不同于道家以前（任）、后（督）、中（冲）等三脉为主。四轮或七轮，便是人体横断面神经丛的几个主要部位，与道家的上、中、下三丹田之说，各有不同的概念，却有大同小异的效果。

丹田与脉轮是什么

说到气与丹田，学习西医与生理解剖学的人，便会引为笑谈，认为人体上根本就没有这回事，这是愚昧和迷信，或者是道家的人故作神秘之说。如果讲到瑜伽术的三脉七轮，倒也并不反对，因为近年以来，瑜伽术在欧美很流行，在外国学了几手再三变相而不到家的瑜伽术，回来大开教门，倒也大受欢迎。因为这是进口货，从外洋学来的，一定不错。我们可怜的这一代啊！“无洋不是学，有外才称尊。”将来留给中国文化发展史上的一页，必定是可怜可悲的笑料。其实，现代所谓的生理学，严格地说，只能称为人体解剖学。否则，便可称它为死理学了！因为现代对人体的生理学，都以解剖人死之后的身体而得到的证明，并非像中国古代，从活人的身上求得证据。道家所说的三丹田：上丹田，在两眉之间横通间脑的部位；中丹田在两乳之间横通肺与心脏的部位；下丹田，在脐下横通肾脏之间与大小肠的部位。另有所谓中宫的，便是胃脘与横隔膜之间的部位。这些现象和作用，都是人体生命在活着的时候，与呼吸系统发生连带的关系。丹田，不过是道家修炼观念中的代名词，并非此中真会炼成一颗丹药，假使真有，便会成为肠癌、心肺等癌或肝瘤了，希望学道的朋友们，切勿迷信内丹真会成粒的误解。

瑜伽所说的脉轮，经过西方科学文化的洗礼，一般瑜伽家们便认为它是生理学所说的神经丛，由间脑一直到会阴各部位，分别为之定名。脉轮是否便是神经丛，很难说；脉轮与神经丛有密切的关系，那是事实。

静坐与气脉

人在静坐的过程中，心理的杂想比较清静，头脑中的思虑比较减少，所以血液流行也比较缓慢，心脏也因此减轻负担。同时因为身体的姿势放置端正，不再运用动作来消耗体能，脑下垂体的内分泌平均分布，渐渐感觉四肢与内部，发生充满的感受。有了这种感受发生以后，反应最为敏感的，便是中枢神经和背脊骨的末端，连带肾脏部分，通常都会有胀紧的刺激。由此逐渐推进，循着气机和血脉的流行，如有物蠕动，逐部发生感觉。但以上所说的现象，是以普通一般人，在静坐中较为正规的初步状况而言，如果身体有特殊的情形，倘有某种病痛，或体能特别强健的，又当别论。总之，每个人的心身，各有不同的情况，其中千差万别，不能一概而论，如果执一不变，真像“刻舟求剑”，愈来愈不对了！

关于气脉问题，如要详细论述，不是片言可尽，留待以后慢慢道来。现在要讲的主旨，仍然继续前面静坐的求“静”问题，我们要特别留心。为了便于容易了解，先把心理和生理作用，归纳为知觉与感觉两个部分：所谓知觉，包括心理、思虑、想念等等现象；所谓感觉，包括身体、气机、觉受等等作用。但综合起来，两者都是心的动向。人在静坐中，感觉体内气机发起作用时，最容易犯的错误，便在不知不觉中，会把注意力集中在感觉上面，而且愈来愈强，于是全部心力，就会搅乱气机，构成幻想、联想等的狂乱心理。比较稍好一点的，认为自己气脉已通，便沾沾自喜。其实，真的打通气脉现象，并非如此情形。再差一点的，由于气机的觉受，使注意力过分地集中，于是无形中配合意识的幻想等心理作用，反使神经过于紧张，便成为一般所说“走火入魔”的病态了，这不是静坐会使人着魔，实在是不明静坐的究竟道理，反使心理变态之魔害了静坐的静境了！

儒佛道三家的静坐姿势

儒、佛、道三家的静坐姿势，历来相传有九十六种之多，其中当然包括几种卧睡的姿势与方法。通常所用的姿势，如佛门中的各个宗派，修习禅定的方法，大多采用七支坐法，又简称它为跏趺坐，俗名盘足坐法。

宋以后的儒家——理学家们，由于大程夫子——程颢（明道）变更佛、道两家修炼静坐的心法，因袭禅宗大师修习禅定的功夫，著作《定性书》一文，主张在“静”中涵养性理的端倪开始。他的老弟二程夫子——程颐（伊川），又加上《主敬》为其陪衬，从此儒门也主张静坐。但是他们所取的静坐姿势，便是平常的正襟危坐，所谓端容正坐便是。至于道家，有时即用佛家的七支坐法与卧姿，有时又穿插许多不同的形态，配合生理的需要与炼气修脉的作用。大体说来，儒、佛、道三家的静坐姿态，并不外于此法。

七支坐法的形式

所谓七支坐法，就是指肢体的七种要点（如附图）：

（一）双足跏趺（双盘足）。如果不能双盘，便用单盘。或把左足放在右足上面，叫作如意坐。或把右足放在左足上面，叫作金刚坐。开始习坐，单盘也不可能时，也可以把两腿交叉架住。

（二）脊梁直竖。使背脊每个骨节，犹如算盘子的叠竖。但身体衰弱或有病的，初步不可太过拘泥直竖，更不可以过分用力。

（三）左右两手圜结在丹田（小腹之下）下面，平放在胯骨部分。两手心向上，把右手背平放在左手心上面，两个大拇指轻轻相拄。这在佛家，便叫作"结手印"，这种手势，也叫作三昧印（就是定印的意思）。

（四）左右两肩稍微张开，使其平整适度为止，不可以沉肩弹背。

（五）头正，后脑稍微向后收放。前颚内收（不是低头），稍微压住颈部左右两条大动脉管的活动即可。

（六）双目微张，似闭还开，好像半开半闭地视若无睹。目光随意确定在座前七八尺处，或一丈一二尺许（如平常多用眼睛工作的人，在静坐之初，先行闭目为佳）。

（七）舌头轻微舔抵上腭（参考24页附图），犹如还未生长牙齿婴儿酣睡时的状态。

附带需要注意的事项：

（一）凡在静坐的时候，必须使脑神经以及全身神经与肌肉放松，绝对不可有紧张状态。最好是微带笑容，因为人在笑时，神经自然会全部放松。

（二）初学静坐者，不可以吃过饭就打坐，以免妨碍消化。同时也不能在肚子饿时打坐，以免分散心神。

（三）静坐时空气必须流通，但是不能让风直接吹到身上。

（四）静坐时光线不能太暗，否则容易昏沉；光线也不能太强，否则容易紧张。

（五）气候凉冷的时候，要把两膝和后脑包裹暖和，即使热天打坐，亦不可使膝盖裸露。

（六）初学静坐不要勉强坐太久，以时间短、次数多为原则。

（七）初习静坐时多半无法双盘，则以单盘为宜。单盘时臀部必须加坐垫，坐垫的高矮依各人身体状况而定，总以舒适为原则，如果坐垫太高或太矮，都会使神经紧张。至于坐垫的软硬程度也必须适中，否则引起身体的不适，则影响静坐的心情和效果。

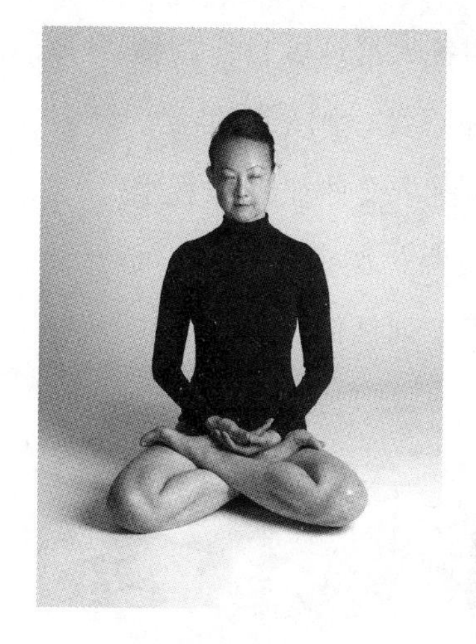

跏趺坐正面

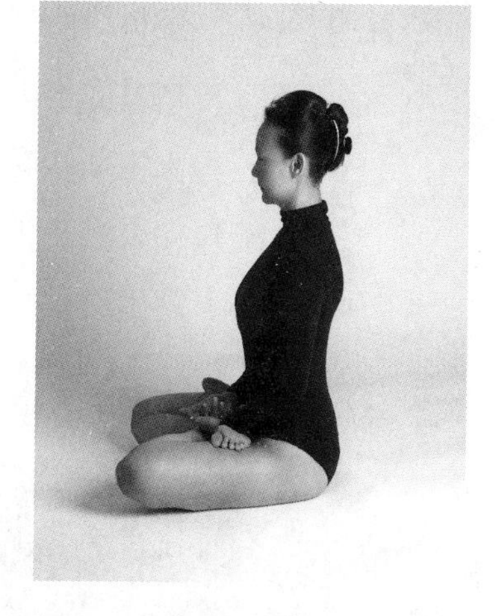

跏趺坐侧面

说明：（一）两腿双盘的跏趺坐为最正规的七支坐法。

（二）跏趺坐也要加坐垫。除非气脉全通，才可以不垫。

（三）初学静坐多半无法双盘，则酌情采用以下各图所示的其他坐姿。

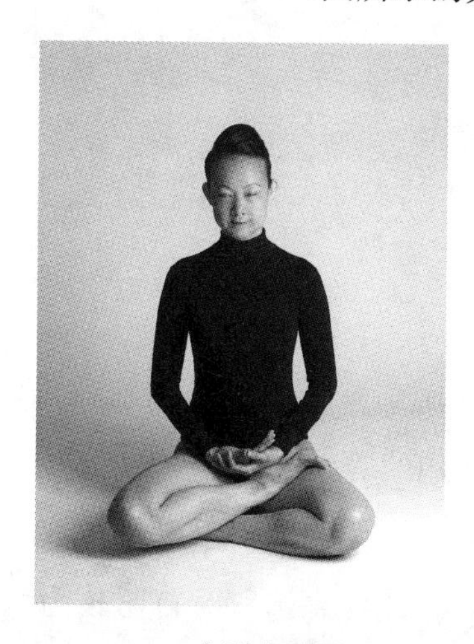

金刚坐正面
（右腿放在左腿上）

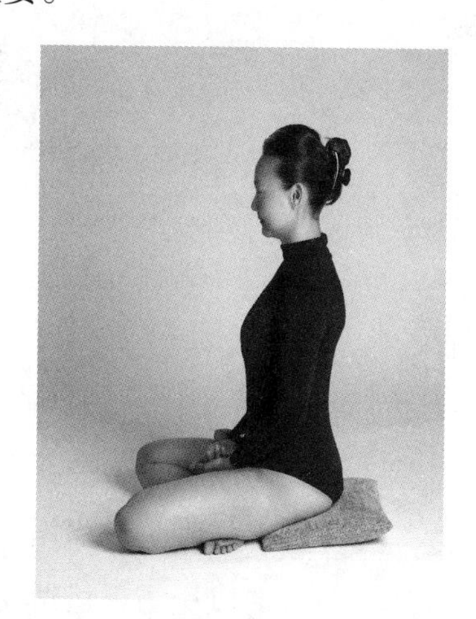

如意坐侧面
（左腿放在右腿上）

说明：（一）坐垫约两三寸。随各人舒适度自作调整。

（二）初习静坐无法两腿双盘，则采用单盘。随各人生理状况，自由选取金刚坐或如意坐。

（三）如果无法单盘，或者单盘坐到腿麻，而想继续用功，则可改用下列任何一种姿势。

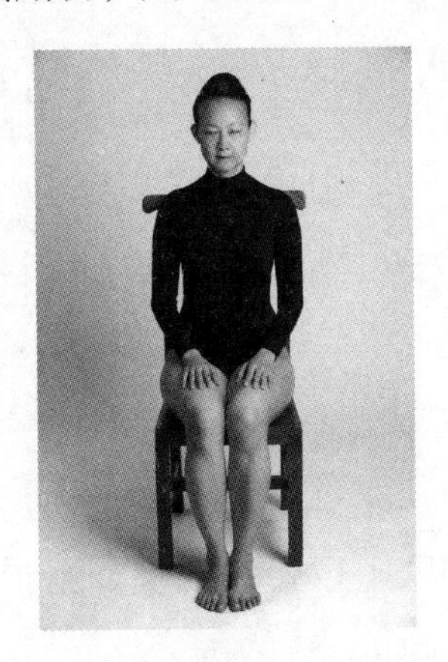

正襟危坐

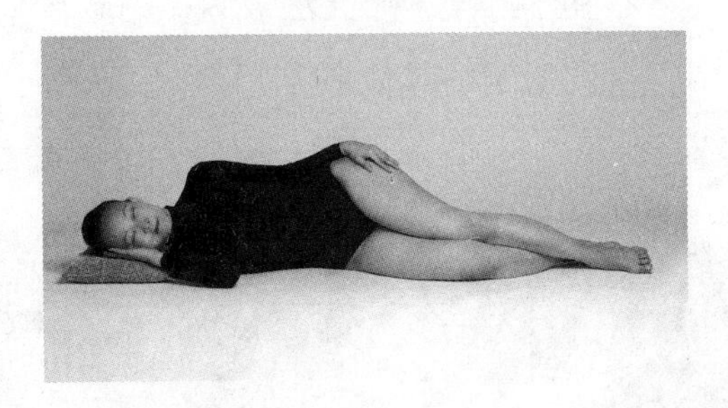

吉祥卧

说明：

（一）正襟危坐为历来儒家所惯用的静坐姿势。

（二）吉祥卧为佛家所主张的睡姿。孕妇如果单盘对腹部造成压力，可改用吉祥卧，或任意选取对自己较为舒适的坐姿。

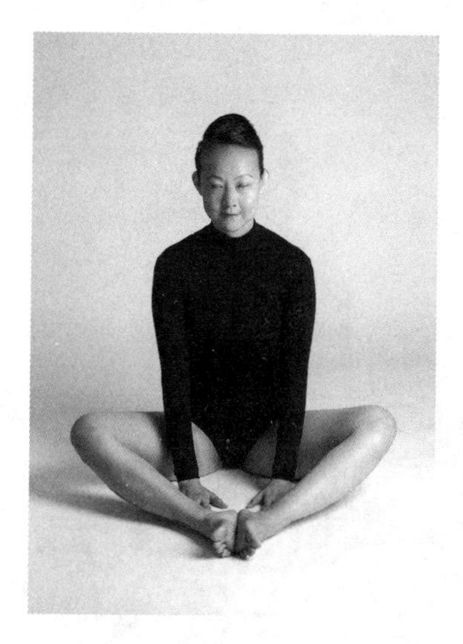

狮子坐

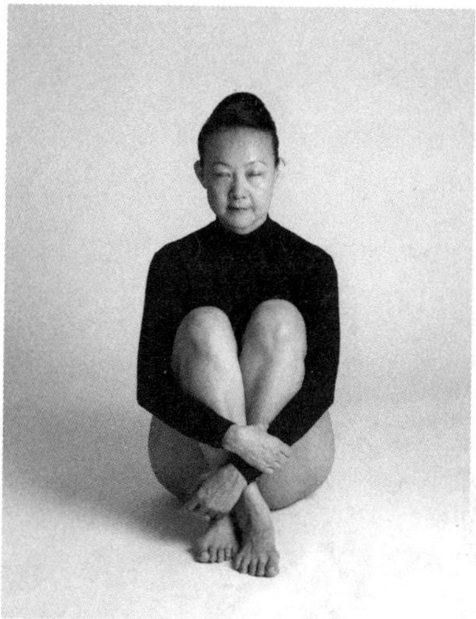

仙人坐

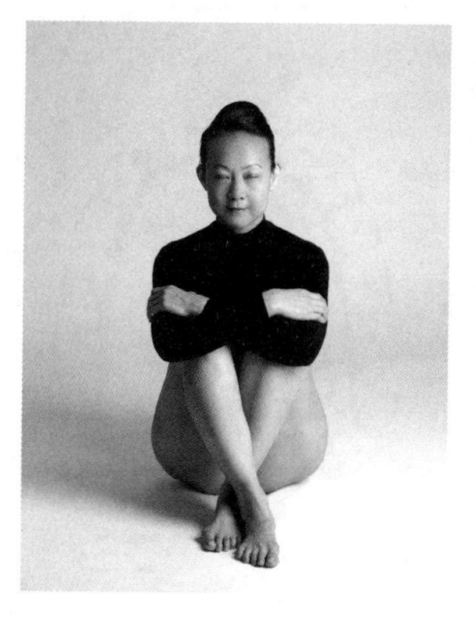

六灶坐

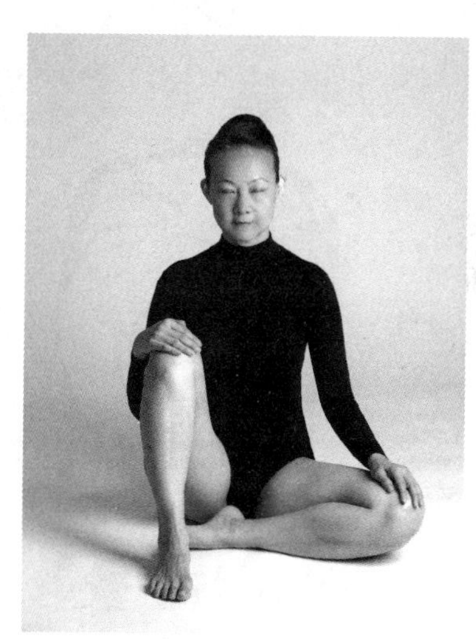

菩萨坐

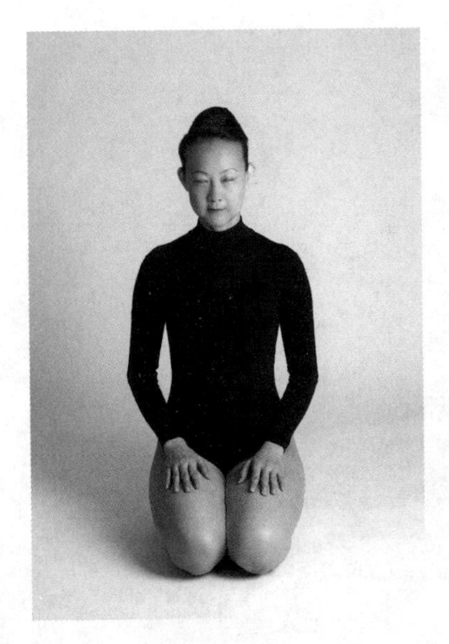

跨鹤坐（之一）

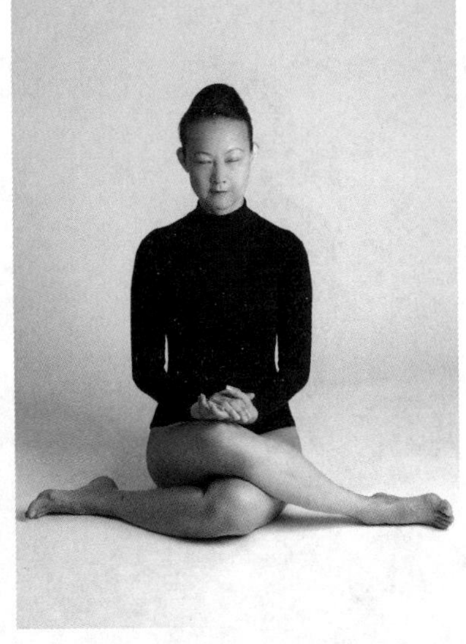

跨鹤坐（之二）

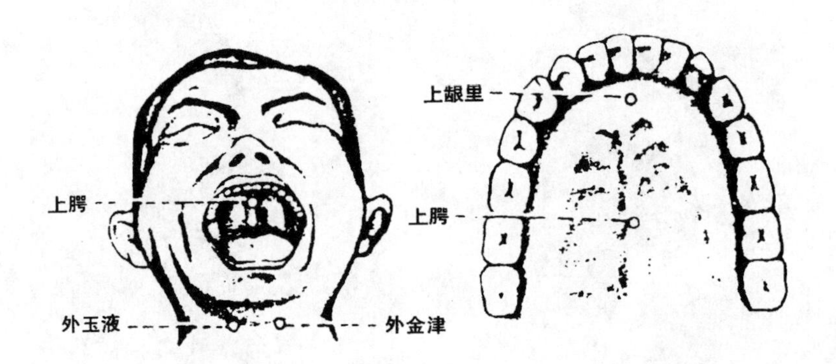

有关七支坐法的传说

根据佛经上的记载，这种七支坐法，早已失传，后来有五百罗汉，修持多年，始终不能入定。虽然知道从远古以来，便有这种静坐入定的坐姿，但始终不得要领。有一次，在雪山深处，他们发现一群猴子，利用这种方法坐禅，他们照样学习，便由此证道而得阿罗汉果。这个神话似的传说，无法加以考证。总之，它是合于生物天然的法则，那是毋庸置疑的。而且这种姿势，大体来说，很像胎儿在母胎中的静姿，安详而宁谧。

叉手盘坐与健康的效果

人体的神经系统，大体说来，都以脊椎为中心，左右交叉分布，随着意识的支配而发散为肢体感官的动作。犹如树木的枝条，依据它的中心树干，向外分散而至于枯落。七支坐姿将手足加以盘曲，可使左右气血交叉散发而归于原始整体的圆极，等于说：采取这种姿态，可使左（阳）右（阴）的人体电能，自身互相交流，既可减少散发的作用，又可自相调剂而恢复体能的原动。

七支的坐姿，因为双足盘曲，两手交叉，使四肢活动静止，便可减轻心脏的负担，所以静止的时间愈久，对于恢复心脏功能的功效愈大。

关于头脑的健康功效

七支坐法的静姿，必须将头顶端正，大脑稍微靠后，以使脑下垂体不受压迫而恢复正常。因此脑下垂体内分泌的均衡活动便影响淋巴腺、甲状腺，而至于肾上腺等恢复健康的作用。

其次，下颚稍微向后收压，可使左右两大动脉管输送血液到脑部去的工作缓慢，可以减轻脑神经的紧张与思虑，对于血压有恢复正常的功效。

其他有关间脑和眼、耳、口、鼻等的细节，在此不尽详说。

盘足曲膝与健康

有些人怀疑，盘足静坐，不但对人体的健康有碍，甚至反而因两足的血管被压迫而致病，所以静坐久了，便有酸麻的现象。这是误解。其实，人体的健康，与腿和足有极大的关系。中国古代的道家医理，认为“精从足底生”，那是不易的至理。一个人的健康长寿，与两腿双足有绝对的关系。所以婴儿与小孩的活动都在两足。一过中年，腰部以下和足腿就渐感无力，喜欢叠足或跷足而坐。人的衰老与死亡，也多是从足腿开始而逐渐至于躯干与头部。盘足曲膝静坐，感觉足腿的酸麻，正是说明足腿的神经与血脉并不通畅，证明你的健康已有潜在的问题。所以放开足腿，等待酸麻过后，反有从未经验过的快感。如果持之有恒，能坐到足腿的气血流畅，保证足腿而上至于腰背以及全身，会有无比的快感发生，反不愿意下座而松散双腿了。

其次，必须了解人体犹如植物一样。一棵树木，盘根曲折在泥土之下，得到日光、空气、水以及土壤的营养，才能生长茂盛。人呢！却和植物颠倒相反，他的根在头部，他的土壤就是虚空。人体的两足，好像人参的枝杈，所以把两足盘曲起来，等于把一株人参或松枝卷曲成结，使它的生发能力，不致再向外面分散，返归根本而培养它的本源，因此使其本身更加健壮。所以盘足曲膝，不但无妨人体的健康，而且从适当的练习开始，对于健康长寿，是绝对有利而无害的。

学习静坐如何用心

静坐并不难，用心实不易。一般学习静坐的人，十分之七，为了健康长寿；十分之二的人为了好奇而求玄求妙，或者想达到神通，如放光、预知等境界；十分之一的人为了求道；而真正了解道是什么，修道的正法又是什么，则几乎是万难得一。

关于学习静坐如何用心的问题，首先需要了解学习静坐的目的何在，如此才能切实商榷如何入手和如何用心。现在一般较为普遍流行的静坐用心方法，大体归纳起来，在东方的中国方面，都可纳入传统文化的儒、释、道三家。此外，有瑜伽的静坐用心方法，有从欧美回笼的催眠术，以及其他宗教的祈祷、斋期、避静等，也都属于静坐的用心方法之一。但在中国，通常最流行的静坐中，用心的方法大体都以佛、道两家为主，纵然有许多方法，不属于佛家或道家的正统，但已积非成是，而都认为那些就是佛、道的方法，在此不必严加区分，徒事理论。

在佛家的方法中，现在最流行的，便是念佛、修止观，或观心、参禅等。至于笃信密宗的，便以持咒、观想等为正当的用心方法。各执一端，轻视余者。不过，在佛家的用心方法中，除了部分学习西藏流传的密宗以外，的确都是重视“修心”为基础，不大注意身体生理上的变化，而且认为重视身体生理变化者，便是外道之流。甚至大有嗤之以鼻，不屑亲近之慨。

但在道家的方法中，却极端注重身体生理的变化。甚至认为由于静坐修持的方法，达到身体生理预定的效果，打通任督二脉，以至于通达奇经八脉，恢复健康，增加寿命，才是道的真正效果。倘使如佛家一样，只知“修心”而不知身体生理的奇妙，便不合道。所以道家者流，便认为佛家的修法，只知“修性”，而不知“修命”，并不完全。因此道家主张“性命双修”，才是正道。并且说：“只修命，不修性，此是修行第一病。只修祖性不修丹（命功），万劫阴灵难入圣。”

乃至引用《易经》的观念与《中庸》的大旨，确定“穷理，尽性，以至于命”作为无上的原则。

其实，无论佛家或道家，乃至其他各宗各派所谓的旁门左道，除非不讲究静坐修持，便无话说。倘使进入静坐修持的法门，试问：除了这个生理的身体和有知觉情感的心理思维状况以外，还有什么方法能够离开身心以外而可以起修的吗？假定是有，那便是从事物质科学的研究，或者专门注重医药，或药物化学、生理化学等的事情。它与人生生命起修的方法迥然不同，一个是借着自己生命的自在功能而求证形而上道，一个是借外物的实验，而了解宇宙物理的奥秘。

存想与精思

“存想”，亦称“存神”，这是中国古代道家所用的名词。秦汉以后到魏晋之间，讲究道家方术的，大都以“存想”为主。道家古老的丹经，如《黄庭内外景经》等，便是以“存想”“存神”的方法为中心。汉代的张道陵（天师道的创始者）、北魏的寇谦之（另一天师道的重要人物）、南朝著名的仙家陶弘景和他所著的《真诰》，也都是以“存想”“存神”的方法为主干。另如佛家密宗的“观想”，以及其他各个宗教的祈祷、礼拜，也都是以“存想”作为修道的方法。

“精思”也是中国古代道家所用的名词。但严格说来，“精思”与“存想”“存神”，有迥然不同之处。“存想”，是属于锻炼精神的法门。“精思”，是属于运用“思维”而达到最高“智慧”成就的状态。所谓“精思入神”的观念，便如《易经·系辞传》所谓“精义入神”的道理，完全相同。南朝到隋唐以后，佛家有了禅宗的创建，而禅宗到了宋元以后，又有“参禅”与“参话头”等方法，强调一点说，也便是“精思入神”的另一途径而已。后来宋儒理学家程明道的诗说：“道通天地有形外，思入风云变态中。”也是由“精思入神”的观念，变为理学家幻想境界的夸大词。

但“存想”与“精思”，既不是魏晋南北朝以后道家“炼气”的修法，也不是明清以来道家“守窍”的修法，更不是“炼精化气，炼气化神，炼神还虚”的修法。凡是这些道家的方术，严格地说来，各有各的范围和作用，不可混为一谈。可惜的是，历来学习道家神仙、方士丹法的人，只一味为自己求做神仙，而认为只要有了明师的指点，传授一个千古不传的秘诀，就可“立地成仙”“白日飞升”。因此素来忽略学理、轻视原理和理论，致使道家的方术，既不见容于缙绅先生等士大夫阶级的知识分子，又不能自圆其说而构成有条理、有原则、有方法的神仙丹道的科学。因此不但“一枕游仙梦不成”，结果反而空劳幻想而贻害无穷。

“存想”的方法虽然太为古老，但是西方流行的神秘学，却与“存想”的精义息息相通。西方的神秘学派，号称渊源于大西洋和埃及的上古文化。东方中国道家的“存想”和“存神”，自始即认为渊源于远古的神仙所传。穷源溯本，此二者之间的踪迹，似乎都是同一来源。由于这是属于学术的“考古”问题，故在此不能详论。至于谈谈“存想”的用心方法，对于静坐与修道的关系，也似乎陈义太高，不容易为现代一般流行的急功好利等学道者所接受，所以也暂且不谈。而论及“存神”的作用，更具有原始浓厚的宗教精神，它的学理与神秘学一样，富于多方面而且有极高深的奥义，际此宗教精神趋于没落的时代，所以也暂时不谈。况且“存想”和“存神”的方法，最为精密而有系统的，莫过于密宗，留在讨论密宗的修法时，再加参考。

安心守窍的方法

现在要讲的，只是有关于“守窍”与“精思”的用心方法。一般学习静坐的人，最容易也最普遍的，便是讲究“守窍”。严格地讲，“守窍”的重点，它是注重在生理的方法，换言之，开始学习静坐或者修道，便以“守窍”为主，而且必从“守窍”入门；那就是说，他在原则上，首先便承认这个形骸躯壳的身体，就是道的基本所在。因此只要把握住这个“窍妙”，守通了这个“窍”，他便可以得道。至少，也就可以长生不老了。其实，所守者是“窍”，能守者是“心”，它的根本，还是依据心的作用而来。况且哪里才是真“窍”？何人须要“守窍”？谁又不须“守窍”？哪个该守何“窍”？哪个“窍”又不该守？这些都是很大而且很重要的问题。有人说“一窍通而百窍通”，所以认为只要守通一窍，便可得道。然而人身有“九窍”：面上有两眼、两耳、两鼻孔、一张嘴等七个窍，下部有大、小便二窍。试想，上部七窍皆通，但结果仍有便秘或小便等病症。如此，到底是不是“一窍通而百窍通”呢？如果说此窍非彼窍，那么人身有三四百个穴道，无论守那个窍，它都离不了穴道的部位。试想，某一穴道闭塞，其他穴道仍然流通，或者其他穴道闭塞，某一主穴流通时，它何以又不能做到“一窍通而百窍通”呢？假使说此窍亦非这些穴道的窍，它是无形无相无定位的道窍。这便是心理的构想所造成，它就属于“存想”的范围，而并非在生理上真正有一个窍可守了。可是一般学习静坐或修道的人，一开始便“守窍”。大体上，都以人体中枢神经有关的上中下三部为主窍，而称它为上中下三丹田。其实，丹田的名称，也是宋、明以后的道家才开始流行。（有关三丹田的道理，已在前面的《丹田与脉轮是什么》一文有所说明，在此不赘述。）

当心守窍的后果

平常一般学习静坐的人，大体上都注重守在下丹田一窍，所谓“气沉丹田”，或者“藏神于丹田”，乃至“意守丹田”等，即此之谓。有的认为只要守住了下丹田，便可“藏精固气”，或者“炼精化气”。其实，从中国医学针灸等有关穴道的理论来讲，关于下丹田部分，前有“气海穴”，后有“命门穴”，也就是现代医学、生理学中肾上腺的主要部分，这的确是人体生命很重要的关键所在。但是男女老幼，以及有病或无病的人，乃至肾上腺特别发达或特别衰弱的人，能不能守此下丹田的部位？或者可不可以守此下丹田？都是很大的问题，如非明师（有经验、有智慧、有成就的师长）指导，有时反而为害无穷。例如肾脏衰弱，或本来患有遗精、手淫，以及其他有关疾病，如阳痿、早泄等人，开始守此，将促使此类病症更加严重。当然其中也有少数例外，那是生理上其他原因偶然的巧合，绝非初步合理的成果。如果女子学习静坐，专门教以守下丹田的一窍，流弊更大，甚至可能促成血崩等症，或者产生性变态心理等严重病症。至于专守上窍（眉心或头顶），也要特别注意年龄、生理、疾病等情形而定。如果一味乱守上窍，很容易促使血压增高、神经错乱等严重病症。有些人因守窍日久，稍有效果，就有红光满面的现象，自己乃至别人，就都认为是有道的高人，其实如果年龄很大的人，一有这种现象发生，就必须当心脑溢血等症。此外，倘使身体上本来潜伏有性病的病菌，而并未彻底治疗痊愈，久守上窍，反而容易把性病的病菌引入脑部，而发生种种不堪设想的后果，此点尤须特别注意。总之，学习静坐与修道的方法，欲求长生不老的方术，自古至今，它始终与医学中精神自疗学、生理自疗学、物理自疗学有密切的关系。甚至可以强调地说，这是一种医理中的医学，它已进入于利用精神的神秘力量和利用宇宙的神秘力量的医学，如果不通此中最高原理，而自作聪明，妄加修证，真还不如悠游卒岁，以终天年，为人生顺其自然的最高享受。何必弄到“服药求神仙，反被药所误”的悲惨下场呢。

守窍与存想的原理

因为讲到“存想”与“守窍”，就顺便说明一下守窍于丹田的情景。我不是说丹田绝不可守，也不是说守窍的方法是不对的。也许有人看了上述这些道理，反而骇怕却步，那都大可不必。守窍有守窍的需要，丹田有丹田的作用，但不可以不通原理，便乱来乱守，其实，守窍的方法，也便是存想的蜕变。存想的作用，便是使“精神统一”，使心理与意志绝对集中的一种方法。上文已经提过所守者是“窍”，能守者是“心”，便已指明这是由心理意志的集中开始，最后达到“精神统一”的境界，它所以利用人体生理的部位，作为初步入手的法门，大致说来，有两个原因：

（一）人人都爱惜这个躯壳身体的寿命，不管多么丑陋、多么难堪的身体，只要生成是属于自己的，便会构成绝对自私而占有它的牢固观念。因此以修此肉身而达到长生不老为标榜，于是人人便肯用功向学。

（二）生理与心理的作用，的确是二而一、一而二的一体两面。生理可以影响心理，心理也可以影响生理。由心理与生理的互相虬结，因此而产生精神的神妙，所以道家利用身心的关系入手，并非是毫无道理的修法。“守窍”的作用，它的重点，便在一个“守”，所谓“守”，必须要全部精神意志集中才可。只要精神意志真能集中，这个“守”的作用便可达成目的。譬如有一大堆金银财宝摆在前面，要你专心一志“守”住，那时，你便可以废寝忘餐。甚至也可以忘记自己的身心而竭诚“守”住这堆金银财宝，这就是“守窍”的最好说明。

可是要学静坐与修道的人，对于“守窍”的工夫，真能做好吗？老实说，十个静坐修道的人，几乎没有一个可以做好，大体上，都是一边利用感觉来觉到这一部位，而他的思想意志，却绝对不能集中在这一部位。换言之，他一边感觉到这一部位，那是生理神经感觉的反应，但一边却胡思乱想，或浮念纷飞，那是心理的散漫，有绝对不能集中的苦恼。这种现象，究竟是什么原因呢？因为精神与意志，它是一个很神妙的东西，你愈想要它集中，它愈会散乱，我常用力学的原理来解譬，也就是说，当向心力集中到极点的时候，离心力便在向心力中发出自然的反应。相反的，当离心力达到极点的时候，向心力的作用，也便自然而生。等于你握拳握紧到极点的时候，你的手指神经的反应，就会自然放松。所以道家把这个精神和心理意志的作用，比方它像水银（汞），它的性质，总是趋向流动散开，甚至于分散到无孔不入的情形。因此，要想利用“守窍”或“存想”而达到精神集中的专一状态，就非简单的事了。精神不能集中专一，而要想打通气脉，达到身心预期的效果，那是绝不可能的事。此中对于心理运用的神妙，更非片言可尽。没有达到精神集中专一的妙用，认为气脉已经打通，绝无此理。有的，只是属于幻想的妄觉，或是生理上特殊的感觉情形，并非真正的气脉通了。因为气脉打通的现象，一步有一步的征候，一步有一步的现象，如果以我这个普通凡人的眼光看来，几乎没有一个人真能做到的。

守窍与炼气

从道家修炼的方术来讲，“守窍”与“炼气”，并不是同一件事。守窍，是利用意识心的作用。炼气，是用意锻炼呼吸。但无论守窍与炼气差别异同的作用是如何，它都离不开“存想”的关系，一般从事修道或静坐的人，不管从守窍入手，或炼气入手，都认为气与静坐、气与道、气与长生不老的健康之术，是有绝对的关联。尤其专炼气功与专修瑜伽术的人，对于气，更为重视。从清末到现在六十年来，由于内家太极拳的普遍流行，所谓“气沉丹田”的太极拳原则，几已成为家喻户晓的术语了，因此，许多学静坐的人，一上座，便吐故纳新似的把呼吸之气引向丹田，希望做到气沉丹田，以便可以入道。

此外，还有许多修炼各种不同的气功，乃至各种不同道术的人，经常来问用什么方法，或如何修炼，才能使“气机”凝住在丹田？或者问怎么样才能把气机停留在某一处？关于这些问题，我觉得非常有趣，我经常会反问他们：譬如有一只中空的皮袋，或者有一个中空的皮球，你把空气打进去了，希望这股气只停留在这只皮袋或皮球的某一处，你能做到吗？无可否认的，都会答说：那是绝对行不通的事。由此答案，也就可以了解人的形体，内在虽有百骸与五脏六腑，但是它仍然犹如一只中空的皮袋或皮球一样。“气机”内行，它是无所不通，无一处而不周流自在的。“气机”只是停留在体内的某一部分，除非是内部的生理机能已经有了障碍，生了重病的人才能如此，一个正常无病的人，绝对不可能如此的。

如果说有些从事“守窍”或“炼气”的人，的确可以做到，并非是不可能的事。那么，我可以告诉你，那是自己心理意识所造成的错觉作用，而并非真有一股“气”停留在那里。同时他所感受到以及在形体上所看到的，那也只是神经血管充血的作用，与心理意识引导精神集中的关系，而不是“气”的留滞。因为心理意识专注在身体某一部分时，神经、肌肉、血液，都会随着意识的集中力量而发生作用，并非真有一股“气”，可以随着意识的思念，而让它凝结成一块，再让它乖乖地待在那一处。那么，道家所谓“炼精化气，炼气化虚，炼神还虚”的说法，完全是子虚乌有的事吗？不然！不然！那也是实有的事，只不过是否真能确切了解，真能体会到“气”是什么，那是最要紧的问题。

什么是气

“气”是什么？这的确是个问题。中国的道家，关于“气”字，大约有三种写法，它也代表了三种意义。

（一）“炁”字：这是古文的气字，上面的“无”，就是“無”的古字。下面的“灬”字，就是火的变体。古代道家的丹经道书，提到了“气”，便常用这个“炁”字。也可以说，无火之谓“炁”。

但是怎样才是无火呢？须知道家的思想学术，与中国古代的术数，总是脱不了关系的，尤其与五行、天干、地支等名相术语，更是息息相关。在五行之中，心属“火”，所以无火之谓“炁”。做到息心清静、无思无虑之境，才是真“炁”氤氲的境界。

（二）“气”字：也是古文的“氣”字，籀文、篆书大多都用这个“气”字。强调些说，这个“气”字，也就是代表自然界的大气。

（三）“氣”字：这是后代通用的“氣”字，但从古代道家与中国古代医学的观念来说，这是人们吃食米谷之后，而有生命呼吸作用的“氣”。

唐宋以前，道家修炼的方术，有专门用“服气”的方法。那是专心一志，利用呼吸的屈伸起伏，以求达到“与天地精神相往来”的道术，它与印度古代瑜伽术中修气的方法，有异曲同工之妙，由此又分化为后世各种修炼气功的法门。这些炼气方法的最后目的，都是凭借呼吸的作用，由此而引发生理潜能的“真气”，那才是“气功”与“身瑜伽术”的极果。如果永远只是停留在呼吸气机的功用上，那就永远得不到气功与身瑜伽的最高成就了。

那么，真气它究竟又是什么东西呢？所谓真气，也只是无以名之的代名词，在瑜伽术中，又有别名称它为“灵能”，或者形容它是“灵蛇”。至于西藏的密宗，则另称它为“灵力”，或名为“灵热”。总而言之，它就是佛家唯识宗所讲“暖”“寿”“识”综合起来的“业识”的功能。为了讲解的方便，我们借用现代语来说，它就是生命的“本能”，或可简称它是“能”。但是这里所谓的本能或能，并非就是物理学上能量的能，也不是生理学上本能的能，或者有些人认为它就是物理学上的电能，或认为它就是电，那都是观念上的偏差，不可妄用。因为它的究竟，毕竟不是物的作用。不过，这样一说，又很容易牵涉到哲学和科学范围的论辩里去，所以暂置不论。

静坐与气的存想

依照以上所讲，静坐与气，好像根本是没关系似的。这又不然，在中国文化中，静坐只是一种统称的名词，例如佛家的“禅定”“止观”“思维修”，以及“瑜伽术”“催眠术”，乃至道家的“胎息”“凝神”等等，凡是摄动归静的姿态和作用，统统叫它为“静坐”。上文我们已经提到，不管用什么方法来修习静坐，它总是靠我们这个身、心的作用。所谓方法上不同的差别，也只是心理造作意识的感受不同而已。至于这个身体发生的作用，都是一样的。譬如一株松树，可以用人工把它培养成各式各样的形态，但是它本身的生命组织，由种子开始萌芽，渐次抽条挺干，渐次分枝布叶，并无不同。

因此，只要肯下工夫练习静坐，到了相当时间的火候，生理的气机，自然而然就会发生变化。不过，这种变化的现象，都因人而异，各有不同的现象与程序，例如年龄老少的不同、男女性别的不同、身体强弱的不同、有病无病的不同。再由此许多异同的差别，引起各人感受的不同，因此而产生许多心理不同的想象，最后，仍然还离不开“存想”的作用，如果稍已涉猎过道书和丹经，对于奇经八脉、大周天、小周天、坎离、铅汞、龙虎、阴阳等许多术语，存有想象中的幻觉，那么当气机发动的时候，它便自然而然与这些观念，配合成为一种新奇的感受，而造成种种的境界了。

无论从哪一种静坐的方法入手，都离不开身（生理）、心（心理）的相互关系，而且在静坐的过程中，无论重视气机或不管气机的作用，气脉的变化，必然循着固定的法则而引起感受。这个原理的大要，已经在过去连续的叙述中有过说明，现在只从气机在静坐中所引发气脉变化的情况，再做较为详细的解说。当然，现在所讲的静坐，同时包括佛、道两家，以及其他各种方法的内容和作用，并非只是单指某一种静坐的方法而言。

人体内部的气机与空气的关系

一般学习静坐和修道的人，大致都很容易把呼吸的气和空气的气连成一气。因此，便认为空气就是人体内部气机的中心。其实，呼吸与空气的关系，只是人体呼吸器官（肺部）的调剂作用。如果从修炼静坐的观点来说，那只属于达到横膈膜以上的效用。至于人体内部的气机，并非只与呼吸的作用连成一气。换言之，人与动物一样，由呼吸器官吸收空气，就如人们需要生火的时候，必须先要凭借引火的燃料，用来引发本有的燃能。人体内在的气机，犹如一个原始的宝藏，它与生命俱来，永远潜在着无尽的功能，但不经过合理的修炼，这种潜藏的生命之能将随老死物化而去，永远无法发生作用。

佛家小乘禅观的修法，便把呼吸之气与人体内部潜能的气机，分成三个步骤和三种状况，这是比较正确的观念。

一是“风”。这便是指空气与呼吸器官之间的通常作用，换言之，一般人凭借呼吸空气的作用而维持生命的生存，这都是“风”的状况。

二是“气”。就是通常人的呼吸作用，经过静坐方法的锻炼以后，呼吸较为轻清而从容缓慢。

三是“息”。经过静坐的高度修炼以后，呼吸之气，到达轻微而几乎止息的状态，那时呼吸器官的阖辟作用，等于停废（但有关身体其他部分的呼吸，并未完全停止）。小腹部分以及下丹田之间，不靠呼吸器官的往返作用，自然而然发生一种翕辟的现象，这便是“息”。后来道家的丹道家们，又称它为“胎息”。甚至有些丹道的修法，还专门主张“心息相依”便是无上丹法的根据。其实，这种说法，都是隋唐以后，佛家小乘禅观的修法，被天台宗修习“止观”的法门所采用，渐渐普及变化，互相融汇而来。因为在隋唐以前道家的修法，虽然也很注重炼气术，但实在没有“心息相依”与“胎息”的理论，虽然有些假托魏晋时代的丹经偶亦类似提到，但毕竟都是后世的杜撰，不足征信。我们现在所讨论的，并非偏向佛家而薄斥道家，这只是从人类文化历史时代的发展过程，顺便叙说一些老实话，与门户之见无关，更与考证之学无关。如要考证佛、道两家的修炼方法问题，实在有“刻舟求剑”，逝者难追之感了！

静坐的休息与气机

老子说过："夫物芸芸，各复归其根。归根曰静。是谓复命。""天地之间，其犹橐籥乎！""专气致柔，能婴儿乎！"老子这些有关修养方法的理论，完全秉承中国上古文化的传统，从观察物理自然的现象而立论。因为在物理界中，一切生命的生发之机，的确都是从静态中茁壮的。尤其植物界中的生机，这种现象，更为明显。人，虽然和植物不同，但从婴儿、孩童，到达少壮的阶段，比较起来，愈在年少时期，静态的状况愈多，对于生命成长的功效也愈有力，这也就是说明静态对于人体生命关系的重大。所以一个普通人，在平日生活活动疲劳之后，必定需要休息，而最好的休息，便是靠睡眠来恢复生机。虽然睡眠与静坐的作用不同，但睡眠确是通常人顺其生命自然的一种静态。

说到静坐，真是一件非常可笑的事，同时，也正好暴露人类智能的大弱点。一个人的生命需要休息，这是人尽皆知的事实，也是无可否认的真理。但是一个人开始练习从坐着的姿态取得休息，便会引起很多大惊小怪的说法，所谓那是修道啦、打坐啦、灰心厌世啦、走火入魔啦等等似是而非的观念。其实，睡眠休息的状态是卧倒的姿态；静坐休息的练习，只是坐着的姿态，和睡倒不同而已。其所以加上这些许许多多的名词和观念，统统都是人们传闻失实，或者以讹传讹的零碎知识，无形之中凑合心理的好奇或心理的恐惧作祟而已，它与静坐的本身又有什么关系呢？

开始静坐时气机的反应

现在必须详细说明静坐与气机的关系和作用，但是，首先必须先要了解一个观念，这是指一般已经成年以后，以及已经有过男女性生活以后，乃至包括老年人的情况而言，至于未经成年的童身，那又需另作别论了。

第一反应——腿部的麻胀。在开始练习静坐时，如果没有以上所说的那些先入为主观念的存在，或者能够泯除这些似是而非的观念，他所感觉最大的困扰，便是心理的不能平静和生理反应的各种奇异的感受。关于心理的平静与散乱问题，留待将来讨论静坐与心理关系时，再加说明。现在所要讨论的，只是偏重在生理内部气机的反应。关于这个问题，根据通常开始练习静坐的统计资料，十之八九，便是静坐时，经过一段短暂的时间以后，首先引起感受上的压力的，便是两腿发麻或发胀。于是促使浑身酸疼或不安，甚至连带引起心理的不宁静。如果从一般生理卫生常识来讲，大多都认为那是两腿的血管被压迫的关系，等于一个通常不练习静坐的人，把两腿交叉叠起，如不随时变更交换，只是保持一个姿势，经过一段的时间，便有腿麻的感觉，于是就认为它是很不好的现象。

倘使从静坐的经验来讲，这种现象，并非完全是血管被压制的关系，实在是气机开始发生了反应的作用。因为气机在筋脉血管肌肉之间，不能畅通流行，所以有了胀痛麻木的反应感觉。换言之，这便证明了在生理上的阴跷、阳跷的气脉上，已经有了后天的障碍。反过来讲，当腿麻到不能过分忍受时，只需轻松地放开两腿，慢慢地让它自然舒畅之后，便会感觉到由于经过这一段短暂时间的压迫，而换得新奇的舒服和快感。事实上，当静坐功夫到达某种适当的阶段时，无论盘腿或不盘腿，这种新奇而舒服的快感，是长期永恒地存在。此时，虽然长期盘腿而坐，不但没有妨碍，这种舒服和快感，反而愈来愈盛。

第二反应——生殖机能的勃兴和其他。有关静坐对于生殖机能的反应，为了讲解的方便，必须把它分为（一）肾脏机能（二）生殖机能两部分来讲，因为在成年人练习静坐时，最初有反应的，大多数是从肾脏部分（包括腰部）开始。日久工深，生殖器部分才发生反应，如果是少年人习坐，很多都是由生殖器部分先发生反应。

（一）肾脏部分的反应：即是说静坐的时候，或在静坐过后，腰背会发生胀、痛、酸、麻等情况。倘使因肾亏而患有阳痿、早泄、遗精病的人，可能因静坐的关系，反而更有遗精或早泄的现象。如果不得其法或不知对治，甚之有至于白日遗精、大小便随时遗精，与静坐时遗精的严重症候。关于这些现象的来源，中医认为是肾亏的关系；西医认为是与肾脏或肾上腺、性腺和脑下垂腺，以及神经衰弱等因素有关。若是女性练习静坐，素来患有肾亏等症，不但腰部疼痛不堪，甚至会有白带等现象发生。其实，这不是因为静坐的关系而产生这种不良的后果与副作用。实在是因为静坐的关系，发动身体内部气机的潜能，在将要通过而尚未通过肾脏与腰部的阶段，由于这些部位的神经与腺路有了宿疾的障碍，所以引起这些症状的并发。如果知道了这个原理，再得明师指导而知道对治的方法，只要过此一关，则一切有关这一部分的宿疾顿消，恢复健康壮盛，自然不成问题。倘使没有明师的指导，不知对治的方法，最好是暂时停止静坐，等恢复健康时，再来静坐，如果又因静坐而重发时，就不妨再停。如此持之有恒，再病再停，再停再坐。久而久之，自然就会完全恢复健康。因为对治的方法太多，而且要因人而施，因病而治，或者运用身体运动的各种不同姿态，再配合医药的调整，相当繁复，故只能说到如此而已。但在此阶段，最要紧的守则，必须要绝对断绝男女的性行为，倘使能做到不但没有性的行为，而且无性的欲念，那便是真正无上的大药，绝对可以及早恢复健康。至于健康恢复中的变化反应，则因男女性别、年龄老少、体能强弱而有不同，恕难一一详说，实非因为守密而不言也。

（二）生殖机能的反应：即在静坐时，或刚刚下坐后，生殖器突然勃起，甚至久坚不下，犹如亢阳的状态，同时引起睾丸部分微细神经的跳动，以及摄护腺、会阴部分轻微的震动。在女性而言，有子宫震动或收缩，以及两乳房膨胀的现象。如依道家某些修炼丹道派的观念，便认为它是一阳来复之机，正好采药归炉，用意引动呼吸作为搬运“河车”等的基础，这种观念是否正确，以后自有专论，在此暂略。但在静坐的过程中，有了这种现象之后，如果不配合心理上的性欲冲动，那确是很好的情况。这是脑下垂腺、肾上腺与性腺等活动与兴旺的证明，对于身体的健康，是绝对有益的现象。但是无论年龄老少、男女性别，一有这种现象发生，十个有九个半，都会引发性欲的冲动。有了性欲的冲动，就会引发头昏脑胀的感受。甚至还有胸臆烦闷或发生情绪烦躁的感觉，非常难以排遣。如果因此而有了性行为之后，不但前功尽弃，而且还有过于性行为或手淫的损害，倘使不加上这些心理行为与性行为的破坏，那便有如老子所说婴儿的状况，“未知牝牡之合而朘作，精之至也”。它便会引发生命潜能而开始生机成长的作用。然而一般练习静坐的人，大都到此止步，极难过此一关，而且不知调整对治的方法，即使勉强压制，久久亦成为病态，与忍精之害，有同样的毛病。如果练习静坐，做到绝对没有这种现象发生，那么又等于生机断绝，久而久之，便使身心枯寂无情，等于一潭死水。

三十多年前，我有两个练习静坐的朋友，有一位是中年人，他对我说：当他晚上和夫人一起对面静坐时，碰到这种现象发生，睁眼一看夫人，比平时容貌更美，于是便顺理成章，“只羡鸳鸯不羡仙”，进入凡夫的境界去了。另有一位是老年人，已经有六十多岁，有一次同在山中练习静坐，碰到这种现象，变成“亢阳不悔”的情况，想尽办法，总难收拾，甚至利用冷水沐浴，也依然蛙怒如故。最后，他只好下山回家，寻找“老妻画纸为棋局”去了。朱熹说的：“世上无如人欲险，几人到此误平生。”其然乎！其不然乎！此二公的静坐经历，给予我后来的启示，与专心一志寻求其中的症结所在，实有多者。孔子说：“三人行，必有我师焉。择其善者而从之，其不善者而改之。”这话对于同参的道友而言，仍然具有圣人名言的无上权威。

关于静坐中生殖机能反应的调整与对治的方法，也很繁复而一言难尽。如果真要专心致力于静坐修道的人，最简便而有效的方法，就是减少饮食。甚至可以短时不食，必定生效。佛教以过午不食为戒律的基本，并非完全属于信仰的作用。谚云：“饱暖思淫欲，饥寒发盗心。”实在不是无因的。不过减食与不食烟火，也并不是简单易行的事，如果不明其理而不知运用之妙，因此而害了胃病，则得不偿失，不关我之言不在先也。

背部的反应

为了讲解的方便，现在先把静坐过程中的种种反应，做分段的叙说，因此分解为一、二、三……的次序。这种序次的分解，并不是说修习静坐时的反应现象，一定会循着这个程序而逐步发生。在有些人而言，这种反应会循着一定的规律，逐步地发生。对有些人而言，它会不依次序而突发的，这完全看修习静坐者的生理健康状况，以及心理和思想的关系。而且我们虽然把它先做逐段分解的讲述，也是只举其粗枝大叶的概要来说，并未极尽精细地详说它的变化内容。等以后讲到静坐稍有成就，它在生理的变化中，必然循着一定的规律而产生变化的反应时，再做进一步的讨论。现在衔接前期一、二以后继续说明。

第三反应——背部与肩胛的反应。在静坐的过程中，感觉背部或肩胛部分有了胀痛，或者有神经紧缩等现象，它的原因虽然很多，归纳起来，可以用两个原因包括它的要点：一是气机循督脉——脊髓中枢神经上升的必然现象；一是生理病态的反应。再为分别说明如次：

（一）病态的反应：这是指一般体弱有病或年老的人，他们在修习静坐时的现象。所谓体弱有病，包括肺病、胃病、肝脏、心脏等等内脏的病症，或者病根隐而未发。如果是有这些病症的人，当他练习静坐到达某一阶段时，就会感觉到背部胀痛犹如重压，腰软乏力或有疼痛等感觉。甚至还有背部神经抽搐痉挛等的现象；或者感觉有肩凝——两边肩膀连带后脑的背部，有强硬难受的感受；或者胀痛得汗流浃背，或冷、或热。

如果有了上述这些情形，首先必须了解，这不是静坐出了毛病，因为静坐只是休息的方式之一，一个人和动物，绝不会因休息而产生毛病的。这是证明自己生理上已经有了潜伏性的疾病之反应，是值得庆幸的事。因为不经静坐的测验，你还不知道自己身体已经有病。而且自己能够感觉到有病痛，正是体能发出自我治疗的功效，并非是病入膏肓，达到无药可救的地步。例如一个人受了伤，而不感觉伤处的疼痛，那就是伤势严重的信号。如果伤势稍好，便会感觉到疼痛。又如患了感冒的人，当感冒病菌尚潜伏在内时，还无感冒的征兆，如果发出感冒的现象来了，这便是感冒已较减轻了。因此在静坐的过程中，有了这些现象，便须注重医药的治疗，以配合静坐。只要具有坚定的信念，渡过了这些难关，便自然而然地渐入佳境了。

（二）气机的反应：如果是正常健康的身体，经过了以前所讲的第一反应、第二反应之后，便自然而然会到达背部和肩胛部分发生胀刺的感觉。甚至好像有一样东西或一股力量在活动，只是很难向上冲举。而且自己的意识，也会产生潜在的企图，好像觉得必须要冲过去，才会轻松愉快。这种现象，在丹道的观念里，便叫它为“河车”转到“夹脊”的一关，是打通督脉的过程现象。实际上，这是阳气开始到达“还阳穴”的阶段，如果不能把心念放松，不能做到浑然“忘身”的意境，它就愈来愈有压力。换言之，每逢这种情形，你的注意力愈会向背部集中，自然而然想用意识假想的力量，帮助它向上推进，因为注意力的愈加集中，反而使脑神经、胃神经愈加紧张，甚至过分用力，会使心脏收缩，更会增加背部胀痛的感受。有些学习道家某些丹法的人，用意去“导引”它过关，或者“以意驭气”，观想“河车”的运转，配合深长微细的呼吸，以六六三十六次的深呼吸，或以九九之数的呼吸频数，当作配合大小周天的观念，或者配合内功运动，或用瑜伽体功等方法，引导它过关，虽然也可收到一时的效果，好像俨然有物通过“夹脊”而上冲“玉枕”，但是毕竟都非究竟，而只是属于心理的力量，改变了生理感觉的作用，并非真是气机通过“夹脊”的真实境界。

如果能够做到浑然“忘身”，或者运用智力而抛舍感觉的作用，只是一味沉静无为、等待它的充实，它便会像接触电机的开关一样，嗒的一下，豁然松弛，进入心境豁然开朗、精神特别充沛旺盛的境界，假使平常是勾腰驼背的人（受过外伤或生来如此的，另当别论）到了那个时候，他就会自然而然地挺直腰杆，开张胸膛，呼吸顺畅，胃口开爽。不过，往往因此而精神太过旺盛，不大容易睡眠，但普通一般人，都有定时睡眠的惯性，到此反而把它当作失眠的病态，心理愈加恐慌，那就背道而驰，无从说起了。

第四反应——头部的反应。讲到头部与静坐过程的反应，它比其他各部分都较为复杂。从中国传统的医学观念来讲，“头为诸阳之首”，所以它的作用也更大。在丹道家的观念来说，它包括了后脑的“玉枕”关，与头顶的“泥洹”宫，都是很重要的部分。从现代医学的观念来说，它与小脑神经、大脑神经，以及“间脑”与“脑下垂体”等组织有关，相当复杂，而且它与五官的神经细胞，都有密切直接的关联。因此修习静坐的人，常常到此而发生严重的问题，一般世俗所谓的“走火入魔”，也都是在这个阶段出了问题。现在为了讲解的方便，把它就部位做三个步骤的分解：（一）后脑（玉枕），（二）前脑，（三）间脑。

后脑的反应：在修习静坐的过程中，除非耽空守寂，或静默沉思之辈，只把心理意识的比较宁静的状况，当作静坐的功效，那就无从做进一步的探讨。否则，静坐的工夫愈久，必然会引起生理的反应，等到生理气机的反应，经过肾脏、腰、背以后，它就自然而然地会上升到后脑阶段。当这无形无质的气机到达后脑（玉枕）的时候，最为普通的反应，便是感觉神志不太清明，有点昏昏沉沉，进入似睡非睡的状态。在佛家修习“止观”或“禅定”的立场来说，便叫这种现象作“昏沉”，是修道的障碍之一。在道家某些丹法的立场来说，也有误认这是“浑沌”或“坐忘”的境界（其实是相似“浑沌”与“坐忘”的情况，并非真实。），因为道家是依身起修，首先侧重在生理上的生命能做入手的法门，所以认为这种现象是“养生”的妙境，这不能说是完全错误的观念。佛家是从心性入手，一下子便想抛开“身见”而直接进入性灵的领域，所以凡是“昏沉”或“散乱”，妨碍了性灵清明自在的现象，统统须要扬弃，因此便认为它是障道的因缘。如果认清了原理和原则，佛道两家对静坐过程的异同，都不是“是非”的重点，只是所取的入手方法，各有不同的初步目的而已。其实，无论佛道两家如何的不同，一个人，总离不开身心的相互关系和身心的相互影响。即使不注重身体，但当你进入静定的境界，仍然还离不开此身的作用，还须仰仗此身，然后才能打破这个躯壳樊笼的束缚。因此宋元以后的道家，对于依身起修的理论，便有“借假修真”的说法了。

当气机进升到后脑而呈现浑然昏昧的状态时，如果是体力不足或身心疲惫的人，他就会垂垂欲睡，甚至连带体力也不能支持静坐的姿势了。这种情形，应该是脑部的氧气不足，等于人在疲劳欲睡时，就自然而然要打呵欠一样的情形。倘使不是体力不足，因为气机上升到后脑的关系，当他在似睡非睡的境界中，最容易引起的现象，首先便是眼前昏昧，一片无明，渐渐地会进入似梦非梦的光景，犹如昏黄隐约的状态。这便是由后脑神经影响到眼神经的反应关系。许多人在这种状态中，便会像梦中见物一样，在昏昏迷迷中，看见许多事情和影像，可喜可爱的，可怖可悲的，种种情形，因人而异。它配合了下意识（佛家唯识学中所说的独影意识）的作用，便会引起许多心理，和清醒以后思想观念的种种变化，一般人所谓“入魔”，或者真的有了问题，都是出在这个阶段。其中变化情况，非常复杂，它和一个人平常的智慧、思想、个性、心理、生理等，都有相互因果的密切关系。如果没有真正的明师指导，或者缺乏自信、缺乏健全的理智与正确的思想，实在很容易走入岔路。

倘使了解了这些道理，当时便不理会这些现象，因为过了黑暗的夜里，一定就会破晓。那么，只要经过这一阶段，便会稍觉清醒。或者眼前呈现点点的星火之光，或如萤火，或如钩链，或者有各种不同的光色。它都与自己内部生理的健康有关，所以才会出现在“内视”的境界里面（至于何以会有这些光景现象的出现，其中原理实在不太简单，以后再说）。可是一般静坐的人，大都到此便自然而然地会想下座，或者腿麻身僵而无法支持了。

如果是身体内部并不真实健康，或者头脑与五官部分已有病根潜在，或者如中医所讲“上焦”有火（发火），或胃部消化不良，以及其他肠胃病与各种轻重病症的关系，也可能因此而呈现眼角膜发红，或耳鸣、耳塞等似乎是病的现象。如果是牙齿有病的，很可能便有牙痛或牙齿动摇等状况出现。如果是有感冒潜伏在内，或者其他原因，也可能会有淋巴腺相似发炎，或者头脑神经疼痛，或前后脑神经疼痛等症状发生。但千万要记住，这不是因为静坐而带给你不祥的毛病，实在是因为早已有病根在内，经过静坐而促使它的发现。换言之，这是因为静坐的关系，促使自己内在的体能发生自我治疗的功效，如果持之有恒，再配合医药的治疗，必然可使自己恢复绝对的健康，因此，自古学道的人，经常都必须对医理有所心得。

静坐与后脑的反应

在静坐的过程中，当气机达到后脑的时候，也可以说是一大进步的阶段，虽然值得欣喜，但也是很麻烦而复杂的阶段，极须小心与理智的审择，需要真能了解习静和修炼的“助伴”方法，例如：需要懂得医学上的气脉、针灸、药物以及其他许多“助伴”的功夫和知识等。所谓值得欣喜的，是说过了这一关，便可打通中枢神经与大脑神经部分的气脉，而渐入佳境了。所谓麻烦而复杂的，是针对一般体能衰颓或脑神经已有病态而尚未发觉，或者是先天性即带有精神病态和心理不正常的人而言，每每到此一关，便发生许多歧路，甚至对中年以上的人来说，也很可能发生类似高血压的难受感觉。其实，绝不会有高血压的可能，只是感觉上难受而已。如果到此自作聪明，再妄用守意于上丹田——脑部，便会导致红光满面，而发生高血压的征兆了。一般世俗的观念，往往认为红光满面便是修道有成的效果，那真是大有问题的事，切切不可错认。

其次，当气机到达后脑时，耳根很可能就会听到内在奇异的声音，以及耳塞、耳鸣等的感觉。这种现象，都由于气机到达后脑时，脑神经部分的气脉将通未通，因此受到气机的震荡而发生的脑波作用，如果其人的理智不够清明，便会引发潜意识深处种种的幻觉。例如：有深厚宗教信仰（无论任何宗教）

的人，他便会幻觉为神异的声音，千奇百怪，难以缕述，但总不外与见闻、知觉、经验有关的事，彼此互相穿凿附会而已。甚至有时候证之于小事，好像也颇灵验，因之便认为是他力（仙佛或主宰、先知等）的灵感声音，或误以为是神通中的耳通。其实，这就是证明心力的本身，它的确具有灵验的感应功能，而这些反应只不过是一种小小证验的现象，并非是真正的“耳通”，而且对大事也绝不灵验，如果妄信为真，必成魔境。若能不随境转，或者时常咽津纳气，放松头脑的感觉（这必须要有坚强的意志和毅力），放心引气下降，便可安然过此一关，而转入前脑。倘使能懂得道家的内功、密宗的体功，以及瑜伽术的调整方法，再借助医药的辅佐，那就更好了。

但到此必须注意，有许多学习静坐的人，在静坐的过程中，气机发生了变化时，心念的注意力，往往会被感觉的境界牵制，尤其到达脑部的时候，对感觉的注意力，更为强烈，因此而促使小腹收紧、横膈膜上缩，甚至连带而有胃口不开、食欲不振、大便不畅，或大便秘结等暂时的现象。如果偶然用些消炎剂或通便药等，也有帮助，但无论是中药或西药，最好要有医学的知识和经验，例如：中国医药认为肺与大肠相表里，心脏与小肠、膀胱等又互为表里。有时为了调治便秘，运用气功而舒畅肺气，就能不药而通。心脏紧张过分，有时会引发膀胱的变化与小便的异常，例如：惊恐过度，不知不觉便会遗尿，或小便频繁，俗说吓得屁滚尿流，便是表明心理足以影响生理最明显的事实。学习静坐的人，倘使没有真正实验到家的过来人的指导，应该多多参照医理，大致也可以帮助你不会出太大的毛病。

前脑的反应

在静坐的过程中，当气机到达前脑时，当然已在通过后脑之后的阶段。此时反应的现象，不如在后脑时复杂。它的反应，最有可能而极普通的现象，便是前额左右两边太阳穴的气胀，两眼皮有重垂而昏昏欲睡的感觉。如果体力气机较为充沛的人，便感觉眉心和鼻根（山根）之处，有鼓胀或轻微刺激的感受。但杂念纷飞的情形，到此便自然减少而微弱，虽然神思与心境，并不清明，而带有轻度昏沉的感觉，但较过去发生的生理上和心理上的压力，已经迥然有别。唯一不好的象征，便是容易引起眼睛的充血，而使眼膜有红丝如发炎的现象。并且到此往往眼现光景，或如一团太阳之光，或如月亮之光，或如点点萤火之光，有时闪烁不定，有时固定不变，不论闭眼或开眼，都如在目前。甚至在这些光影中，可以看见人物并预知未来的事，因此，有人便认为这就是眼通的神通境界。有许多人因先入为主的观念，深入佛学道术的所知障，如执着圆陀陀、光烁烁等形容术语，就当为真实，而认为这种光明，就是自己性光的显现。禅宗呵斥为光影门头，道家认为是幻境，就是对此等初期的现象而言。其实，这是因为气机在脑神经里闪烁不定，所以由心念之力与脑波的振动互相排荡摩擦，而发出的暂时变化现象，并非真实。至于光色的不定，那是由于腑脏之间潜在有未发病症的象征，例如：肾脏（包括生殖神经等部分）衰弱有病，往往便反应出黑点的黑光；肝脏衰病，光的反应则是青色；心脏衰病，反应则呈红色；肺部衰病，反应白色；脾胃衰病，反应是黄色；胆衰病，反应是绿色。如果配合神秘的测验，凡是黑色光景者，主灾晦；青色主忧悲；红色主横逆；绿色主魔障；黄、白最为平安而吉祥。不过，这也并非一成不变的定法，须知“一切唯心”与“心能转物”的道理，“但得正身心，魔境可转圣”，只要在自己一念的邪正之间，深自反省检点心里的思想和行为，力加忏悔，才是正理。如果眼球充血不散，必须配合医药，自然有利而无害。

其次，停留在前脑的气机，有时因不知适当的调整和导引，便顺势而冲向鼻端，引发鼻窦神经潜在的病症，就会经常流青鼻水，变成鼻窦炎的现象。有一派的道家，认为这种现象，便是精气走漏的毛病，必须要紧搐鼻子，使其元气不漏，才不会丧失至宝。其实，这种现象，是不是精气走漏，姑且不加辩论，到此紧搐鼻子，倒不失为对治的良法。不过，如何紧搐，那是一大问题。最好而最有力的治法，必须经过医学的证验，确认这种鼻水，并不带有浓汁或其他病菌，则只要净出鼻水，然后倒吸再流的液体回去，如此多咽几天就可不药而愈，另入佳境了。否则，也有人因此而多年流清鼻水而难以痊愈，因此而引发其他的病症。过去，我亲眼看见许多出家的和尚或道士，以及修道学佛的人，做工夫到此，都犯有此病而不知其所以然的，于是便举唐末高僧懒残与寒山子的“寒涕垂膺”来自作解嘲，真是“其鼻可同也，其愚不可及也”。笔者过去也曾经在此过程而受三年之患，终因“天启其牖”，才自知其调理而转入胜境。思之，不禁为后之来者一叹！如过此一关，便有内闻檀香气味和各种香气的反应，那都是发自内脏正常的体香，并非完全是外来神秘的气息。

间脑的反应

如果气机的冲力，过了前脑顺向鼻根（山根）下流的一关，能够随顺心力的导引而倒吸下降，它便如♈形的回旋转到大脑与小脑的中间（间脑），而上冲到头顶部分。（道家称此为泥洹宫，密宗与瑜伽术称为顶轮与上空的梵穴轮。）然后神思大定，身形端直，一般注重道家修炼丹法或内功者，便认为是督脉完全打通的现象。其实，并不尽然，切勿错认。这只是气机循督脉的变化，初步打开中枢神经，进而刺激间脑的作用，促使内分泌（荷尔蒙）均衡分布的最好象征而已。但往往有些人，到此而发生头顶刺痛等暂时的现象，或者会有头顶胀满，犹如有物压顶，或铁箍箍顶的紧箍现象。这都因为脑神经的气脉没有完全打通，或者因为被感觉过度牵引所造成。如果能够放松注意力，犹如舍去头脑而听任其自然，渐渐就会感觉头顶中心发生一股清凉如水、异常舒适而下沁心脾的感觉。这种现象，在佛家修习禅定和修习止观法门来讲，即是轻安的前奏现象。因此，可使烦恼妄想减弱，而进入初步的定境。如果因此而有甘甜清凉的津液（由脑下垂体所发射的内分泌）下降，在道家的修炼方法而言，便认为是“醍醐灌顶”“甘露洒须弥”，或者形容它为“玉液琼浆”等等，而认为这是返老还童的长生药酒，虽然言之过于神秘，但对于人体的确是有祛病延年的功效。甚至可使胃口大开，多食与饱食，可以随时消化净尽，并且完全吸收食物的营养；同时也可以不食而不感觉过分饥饿，或服气而耐饿。到此阶段，容光焕发，精神饱满，则只是附带的必然现象而已。

此外，在气机真正通过头脑部分（包括前后脑）的阶段，在头脑的内部，必定会有轻微的噼噼啪啪之声，这是气机将通未通之间，脑神经所引起的内在反应，这种声音也等于一个人用双手掩住两耳，可以听到自己心脏与血液流通的声响一样，不足为奇。这是脑波振动的声音，现在西方（美国等地）神秘学的研究，叫作阿尔法脑波（α-wave）便是这种声音的作用。不过有时候，因为执着注意力或上焦有潜在病症时，往往会使头脑发生轻微的振动，好像得了头风病一样的现象。如果不懂得对治的方法，不能放松感觉的注意力，便很讨厌地成为惯性的病态。倘使知道清心宁静、凝神专一的心地法门，便自然而然会进入如上所说“轻安”的定境了。如果生来秉赋特别聪明的人，虽然没有学习静坐，可能在少年或青年的时候，也自然会有如此现象。但是从医学的立场来讲，这也可以叫它是神经过敏的一种现象，如无其他因素加以刺激，它并非病症，这点必须要在此附带说明的。

静坐的过程中，生理上所起气机的感受，如果已经达到如前所说：确已有过腰部（尾闾）、肩背（夹脊）、后脑（玉枕）、头顶（泥洹）、眉间（印堂）等逐步的反应，从一般观念来说，便认为是已经打通督脉（脊髓神经——中枢神经系统）的现象。其实，这只是初步的生理反应而已，并非是真正的打通督脉。督脉真正打通，有种种征候，也有种种诚乎中而形乎外的特殊象征，并且随时与任脉（自律神经）有互相呼应的作用。若是只有一般生理上的反应感觉，还是微不足道的事。

当气机经过这些逐步反应以后，它还盘旋在脑部的时候，最大的关键，就是头脑部分，经常有胀痛难受的感觉，或有沉重昏睡的情况。甚至影响眼神经、耳膜、牙龈、鼻腔等处，发生类似病痛的现象。或者有头重足轻、脾气急躁、容易光火，以及精神亢奋、大便秘结、不易入睡的反应，即使睡眠时也是夜梦不宁。这样说来，静坐和通过督脉的情形，比起一般不学静坐的人，反有更多不良后果，那又何必学习静坐呢？这可不必为此骇怕，以上所说的，只是笼统的经验谈，是凭亲自经历过的求证经验，和许多习静者所发生个案实例的总论，只是说当此过程中，会有这些现象发生的可能。有关这些现象的发生，还须视个人的年龄、性别、生理和心理的健康状况而有差别，并非个个必然如此。而且因静坐的反应所发生类似病痛的感觉，并非真如生病的痛苦，也只是说有“类似性”和“可能”如此而已。

总之，静坐到了气机上行达到脑部的时候，至少已经有了一段效果，极需要“沉心守静”，等待气机下降到喉管（道家叫作十二重楼）、胸部（膻中）、胃脘（中宫）、小腹（丹田），经过肾脏部分而到达生殖器官的顶巅。这一路下来，便是道家和《内经》医理学所谓的“任脉”线路。

如何打通任脉

那么，气通“任脉”，是否一定会循上面所讲的程序而逐步下降呢？这是一个非常实际的问题，值得特别注意。一般学习静坐和修道的人，阅读有些习静和丹经等书籍，往往“依文解义”，并无真实的体验，或者是受先入为主的主观错觉造成的见解，认为打通任脉，一定是衔接上述打通督脉之后，必须如此如彼地用意“导引”，而进入任脉。如果是以意识作导引的工夫而言，有此想象，也不为过。倘使以“静坐”作为修道入门的观点来说，这是粗浅的作为，不足为贵。现在为了说明气通任脉的情况，姑且用分解叙述的方法来讲，以便学者自己神而明之、融会贯通地自去领会。

任脉的重心在于中宫。道书及中国医学所谓的“中宫”，只是一个抽象的名称。它主要的器官，就是胃脘，也可以说便是胃部。按过去阴阳八卦的抽象理念来说，它便是五行（水、火、木、金、土）的“土府”。金、元时代的中医，对健康重点的看法，约有两派：（一）以专治中宫的胃气为主；（二）以专滋养肾脏“坎水”为主。这种属于中医医理学理论上的观念，在此暂且不论。而他们原始的观念，都从阴阳八卦等抽象理念的逻辑推衍而来，所谓“四象五行皆藉土，九宫八卦不离壬”，便是这些理论的依据。但依事论事，脾胃对于一个人的健康长寿和养生修道，实在是太重要了。不论任何大小病症的发生，第一项严重的警告，就是胃的食欲先发生问题。例如伤风感冒了的人，胃口一定不好，肠胃一定有问题。换言之，肠胃消化良好的人，即使有些伤风感冒，也满不在乎。胃口上通食道管，就是道家所谓的“十二重楼”，下通大肠，以及连带影响肾脏、性腺等作用。

静坐到达肠胃有气机在滚动，乃至气机鸣荡，内在有如气泡声音等感觉的时候，这便是初步的第一征候。经过这一征候以后，往往有食欲亢进，或者感觉气满而不思饮食的现象。如果有了食欲亢进的情形，必须要节制饮食，不可贪图口腹之欲而过分吃饱。但在此时必须注重好的营养，足使真能吸收融化。倘使有气机胀满不思饮食的情形，应当酌量减停饮食，以待有食欲的需要时，再慢慢地少吃多餐，以资补益。

其次，在“中宫”胃部有了如上所说初步的第一征候发生时，也很可能在同一时期，便有打呃、嗳气、放屁等现象。有些学道人，看丹经道书，或听过师傅口诀，认为放屁是走漏“元气”的事，拼命紧撮谷道，忍屁不放，弄得浊气薰蒸内脏，至于面黄肌瘦，或者引起便秘，内外痔疮，乃至其他的内脏病症，不一而足。其实，真正的元气不可泄漏之说，并非是指在此过程中的屁气，那是别有道理，容以后再说。总之，当此过程，嗳气、放屁，大可任其自由一番，以便肠胃真正清理净尽，而有两种现象，特别值得注意：

（一）打长呃、嗳长气，好像有严重胃病人的情形。

（二）大便频频，有的严重到犹如泻痢的情形，乃至连续十天半月不等。

有关打长呃和嗳长气的认识：这是胃气上行（亦即同于瑜伽炼气术所谓的上行气发动），将要冲通食道管的象征。等到食道管的气机真正冲开以后，头脑清新，胸怀舒畅。而且由头顶降到"唾腺"所流出甜蜜清凉的津液，滑滑而自来，源源充满口腔。这便是丹道书籍上所说的长生之酒、甘露自洒的征候，也有用"玉液琼浆"的神妙名词做譬喻。过去在康藏一带修习密宗教法，对于有了如此打长呃、嗳长气的人，便会生起恭敬礼拜之心，认为是气脉已有相当成就的非凡之人了。

有关大便频数类似泻痢的认识：一个普通的人，如果有了大便频频，甚至有泻痢屙水等情形，当然是有严重的肠胃病，或者是急性肠炎等病症的现象。但无论属于哪种病征，毫无疑义的，它给予人的感受是痛苦的。倘便是因静坐发动气机的原因，虽然有大泻或屙水等现象，但并无痛苦的感受，而且头脑、内脏反有一种清新舒服的感觉。虽有轻微的软弱之感，但无大碍，等泻到最后，屙出一些稍带紫黑色的黏液，便是肠胃的积滞，真正清除净尽，自然而然就会停止泻泄了。如果是专门从事养生修道的人，经过这一阶段以后，心境的静定境界和生理上的感受，一定会进入另一新的状况。但对饮食起居，必须适时适量，特别知道谨慎，不可贪图口福而过饱或乱吃东西，总以恬淡为宜。尤其对于男女之间的性行为，应该特别守戒。如有家室之人，难于免俗的，至少要做到"寡欲"为上策，倘使违反了上述男女饮食的告诫，又须经过静坐工夫——时间的累积，而再度发生泻泄等现象。一般静坐修道的人，"屡成屡败"的经过，这也是其中重要关键之一。至于纵欲无当者流，更不在话下了。

中宫胃气的发动和食道管：人尽皆知我们的生理，自喉头部分开始，便分为食道（后）、气管（前）两支。如果气管系统有了疾病，或者碰到伤风感冒等情形，便有咳嗽呛气等现象发生。而咳嗽的情形，又有干咳和痰咳等差别。干咳，大多由于支气管炎所发生。可是有些痰咳，便和食道管连带胃部的病症有关。但在静坐修道者来说，当“中宫”气机发动，有了打长呃、嗳长气的现象之后，便会感觉胸膈之间俨如有物堵塞、欲吐之为快而又不能畅所欲吐。等到上行气充满、忽然咳嗽带有混浊灰暗色的浓痰，便是食道管初步打通的征候。道家者流，对这个部分的名称，叫作“十二重楼”。密宗者流，对于这个部分的名称，便叫作“受用轮”（喉轮）的脉结。事实上，都是指由喉头开始，连带食道管而直下胃口一带的系统。密宗的修法者，认为打通了“喉轮”气脉，便可没有妄念烦恼。其实，这也是笼统的说法。真正打通了“喉轮”部分的气脉以后，可以做到减少无明的烦恼；换言之，就不像普通一般人们因胸怀烦恼而产生情绪烦躁的情形，并非完全可以到达不起妄念，但至少有可使无明妄念减轻的作用。因为完全做到妄念不生，那还得靠心理上的定静工夫，不是全凭生理的作用即可一蹴而就。

那么食道管对于心理和生理的健康，会有如此的重要吗？诚然是非常重要的事。因为一般人的食道管，是经常输送饮食的主要孔道，虽然饮食经过这条孔道就送到胃里接受消化，但是有些饮食的渣滓，仍然还会停滞在食道管的壁道上，日久年深而不加清理，便如输送油管或输送水管一样会起锈硬的障碍作用，所以食道管癌等病症，也因此而引发。例如用玻璃杯冲泡一杯牛乳，无论如何，玻璃杯壁上，一定会留下一些牛乳微细的成分。至于其他的食物渣滓，就更容易留下痕迹，虽然生理的本能，有自动清除的功用，但一时也难完全消失净尽。修炼健身瑜伽术的人们，经常要吞用一条长纱带来洗刷胃部和食道管，也便是为此之故。如果能够由“中宫”胃气的上行而打通了食道管，则对健身瑜伽术的修炼方法，反觉甚为粗鄙。

有关道家上下“鹊桥”之说和舌抵上颚：待胃气上行，打通食道管以后，则胸间“膻中”部位，自然有豁然开朗之感。甚至守静之极的人，还可感受——听到心脏部分，似乎有噼啪开裂的声音，犹如佛家所形容的有“意解心开”的感觉。此时俨如有物下沉，气入小腹，舌尖上翘的自然反应发生。无论佛、道、密宗、瑜伽术等任何一家的打坐方法，都以舌抵上颚为基本坐式的内容之一。从一般的观念来说，舌抵上颚，是为衔接上颚门牙两齿缝之间的唾液，吸收“脑下垂体”所放射新生的津液（内分泌之一），以便“咽津纳气”，用作“返老还童”的修炼工夫。所以一般初学打坐的人，只要依照舌抵上颚的姿势去做，便自然而然有津液满口，需要咽咽吞咽的现象。甚之，津液有时还呈甜淡和清香的滋味，尝所未有。但到了胃气上行，通过食道管的时候，喉结骨自然内收下压，舌尖便自然上翘，进而可以直立接触到小舌头部分，内卷而封住喉头，使呼吸之气，自然由轻微无声而达到接近停止的状态。这种情形，便是道家丹经所说的架起“上鹊桥”而登天梯的现象。在瑜伽术的静坐法而言，这是真正自动作“瓶气”的工夫，停止呼吸的作用。于是，后脑神经震动所生的“天籁”鸣声和震动的异声，所谓“脑后鹫鸣”“眼现金光”的现象，便自然而然愈加清晰，心境宁静无妄的境界，也愈来愈加清明。

虽然如此，但自“中宫”胃部所起的下行气，是否真已进入下丹田（小腹内在的中心点），还是值得特别注意的问题。如果在童身（指性知识和情窦未开的名词）修道者，这个问题又当别论。倘使从一般已经有过性行为或变相性行为经验（如手淫、梦遗等）的人来讲，真正气归丹田气海，并不如此简单。因为当下行气将通丹田气海的时候，小腹和耻骨以上的神经，都自然而然会有刺痛的感受。等到这种刺痛感觉完全过去，气机直达“海底”（会阴）摄护腺部分而贯到生殖器（女性仅到子宫部位）时，只须稍加注意，便会自然收缩回转。摄护腺乃至会阴部分，都会自然生起紧缩的情形，丹田（小腹）充满，发生内呼吸（指小腹内在的轻微呼吸的现象），这便是道家丹经所说的“下鹊桥”的作用。再进而到达口鼻呼吸与内呼吸完全静止，生殖器收缩和睾丸的收紧，就如婴儿未孩的状态，这便是一般道家丹经所说的“马阴藏相”的初步现象。到此，饱食多吃和服气不食，都无所谓，便可真正实证到“静定”的初步工夫。但是差距真正打通任督二脉和修道入定，超越人天的境界，仍然还有一段并不短暂的距离。

上文讲到在静坐过程中气机发动之后，任督二脉有了反应的种种情形，并非就算是任督脉的真实打通。可是一般人便把这些反应作用，认为是任督脉打通的现象，真有“迷头认影”，自落痴狂的见病之嫌。不过只对健康长寿来说，如果运用恰当，却也不无小补。倘使真要诚心学道，那便要审慎明辨，不可认妄为真了。

前面讲到有关（中宫）胃气发动上述食道管时，便有嗳气打呃的情形，曾经引起一些做静坐工夫的好奇朋友，纷纷来函询问每个人自己打呃嗳气的现象，是否便是这种景象？实难以骤答。总之，无论因静坐做工夫所引起的嗳气打呃，或因胃部有病症所发生的打呃嗳气，统统都是肠胃有废气（Gas）的关系，那是毫无疑问的事。调整中和肠胃废气的方法，无论中医与西医都有药物，不妨求医诊断，加以药物的帮助，对于修习静坐，绝对有益而无害。尤其修炼道家的人，非常注重外金丹（药物）的作用，以辅助修道的进度，此所以学道者不能不通医理之原因也。

不食人间烟火与中气的作用

倘使真从本身“中宫”的胃气发动，上通食道管“十二重楼”，舌头自然而然上扣上鹊桥（小舌与两鼻内孔通气之处）直接脑下垂体散布的内分泌（头顶下降的津液），随时咽食清凉甘芳的液体，就可渐渐至于不需双鼻呼吸通气，自然而然做到了停止粗呼吸的往来。这是瑜伽术中强制修炼壶式“瓶气”，和道家强自闭气所希求的难得境界。到了这种程度，对于饱暖饥寒和外界的寒温暑湿，便能产生较强的抗力。甚至，可以做到不思饮食，自然减少睡眠的功力。但必须亲近真正过来人明师的指导，适当地减除饮食，乃至暂时不食，方可渐渐深入初步的一种定静境界，而非平常的感受所能领略得到的滋味。可是到了一个阶段以后，仍然需要好的饮食滋养，才能更加充实内力而打通性腺部分（进入阳跷、阴跷）（畅通四肢阳维、阴维），而达美不可言的景况了。至于哪样程度才可暂停饮食？哪样情况需要重新补充饮食？那就要看修习人的实际进度而定，不能纸上谈兵似的妄加预言了。这种情形，过去在道家丹诀上，称之谓“火候”，等于煮饭烧菜的火功一样，需要当时的心领神会，不是完全呆板接受而不变的。

大腹便便不足道

但是当任脉通畅的象征稍有“火候”，也就是内呼吸（小腹丹田部分的呼吸）有了作用时，大多数都会随着这种作用，自然气沉丹田，变成“揠苗助长”的现象。因此造成小腹充实，外形突出犹如一个圆鼓状，而俨然以此沾沾自喜，自认已经达到“丹田有宝休寻道，对境无心莫问禅”的境地。其实，这是非常糟糕的现象，如果一味妄加注守丹田，就会引起肾脏、性腺、大小肠部分种种的反效果，更不容易打通带脉（围腰圈身一带）的气机。此时必须注意稍微用意收缩小腹（耻骨以上到肚脐部分），迫使气机自然打通带脉范围。但又不可过分用意，造成感觉上太过着相的流弊。如此久而久之，气机由会阴（海底）部分发动，循左右两大腿的大脉管而逐步逐节下行，一直到达两脚足心为止，渐渐消除盘腿而坐的酸、痛、胀、麻、痒等感受，由此再进而达到两腿和足趾，以及胯、膝、足踝骨，和每一节神经、每一细胞，都发生暖、软、轻、乐的快感。甚至不但不想下座，反而喜爱盘腿久坐，贪图其乐而入于轻安舒适的妙境。由此境界再加沉静止定久了，气机再循督脉的腺路，上冲腰、背，畅通左右两肩胛的神经丛而达于两手指尖和手心。全身软化，融融陶陶，而有“柔若无骨”的感受。然后气机的感受，再循小脑（玉枕、泥洹）上行而到达前脑部分，随着细如无有的极微呼吸，沉沉下降，充满全身而畅通四肢，平常所有身体存在的感受，此时几乎毫无感受，恰如老子所说的："专气致柔，能婴儿乎！"到此地步，才可勉强说是任督二脉初步暂通的象征。从修习静坐而希求健康长寿的目标，或进而追求修道的效果来说，打通两腿神经下行气的重要，比起打通任督二脉的重要，只有过之而无不及。倘使工夫没有到达腿部发生妙乐、暖、软、轻灵的境象，便自认为已通任督二脉，那便是自欺之谈，误人不浅。

人身和人参的两足之重要

天地间的万物，大体归纳来说，不外动、植、矿物三大类。矿物属于“地大”的固体性，姑且不论。凡是植物生命的泉源，都从它深入大地的根柢而来，尤其如人参等的根足，其形状更与人形相似，可以引用作为此类的发明。人是动物中至精最灵的生命，人与植物以及旁生横走的动物都不相同，人的根源在于头顶，头顶以上的虚空，就好比是植物的大地。而人的两腿双足，等于是植物枝叶的巅末。修习静坐做工夫，如果气机没有到达两腿双足而畅通四肢的神经末梢，等于一株枝叶枯落的枯木，虽然干身尚未朽腐，那也只是“不亡以待尽”而已，毕竟未能恢复生机。如果两腿双足的气脉轮转通畅以后，腰杆自然挺直，臀部肌肉收放有力，走起路来，脚踏实地犹如凌虚步空，甚至足底踏触的大地，犹如软褥重茵，似海绵一样的感受。假如又兼习武术练功夫的人，到此自觉身轻如叶，整个四体只有一具微细轻灵骨架存在的感觉，只须用一只脚的大拇指，即可立地如钉，自然挺立不倦。相反的，如是因有病而体力衰弱的人，“近死之心，莫使复阳也”，同样地也会产生如上述这些感受，不可错认重心，自以为是，那就笑话大了。

前面讲过打通任脉的一些粗浅反应和景象，并非就是通任脉的全部微细说明。实际上，任脉的难以打通，比打通督脉尤甚。一般修习静坐的效果，大体上都从督脉反应比较显著的现象而说，对于任脉真正打通的作用，都是“语焉不详”，甚至大多有茫然之感。其实，道家与中国医理学上所谓的任脉，包括现代医学自律（自主）神经的系统，以及内分泌（Endocrine）系统与腑脏的所有机能。如果从打通督脉——脊髓神经、脑中枢神经部分的效验，进而畅通任脉，那么，体内所有的五脏六腑，自然而然就有良好的变化反应，促使生理的新陈代谢转向健康旺盛。道家相传的术语所谓“一脉通时百脉通”，应该是指打通任脉而言才对。有关任脉通畅的种种情景，一时难以尽述。现在暂就其他有关气脉的要点，先行述说，或者可以连带反复说明其内容。

气脉的异同之争

静坐与生理的反应，依照中国道家修炼神仙丹道的方术，以及中国医理学鼻祖的著作——《内经》的原理，有关任、督二脉与“奇经八脉”的神奇古怪、迷离惝恍的传说，大体上，已如上文陆续剥去神秘的外衣，逐步地讲解。当然喽！打通气脉的过程与所生反应的各种现象，因有男女老幼和身体强弱壮病的不同而各有差别。即使一般的感受完全相同，而智能理解的各别，与所发生枝节上的感觉和体验，也会造成许许多多的不同。我们过去所讲的，只是原理原则的大要，并无多大的出入。

但除了道家修炼方术上的任、督脉等的说法以外，另与道家有类同关系的西藏密宗和印度瑜伽术等，对于气脉也有同等的重视。可是密宗和瑜伽术的气脉，却注重“三脉四轮”或“三脉七轮”，与道家的注重“奇经八脉”，几乎完全不同。因此修习道家与密宗或瑜伽术的人，不但在方法和理论上互有扞格之处，同时也因此形成门户不同的异见，互相排斥。此所以被一般人视为“江湖”方术，难以入于正统学术之林，这也是一个重要的原因。其实，这个问题的症结所在，是由于所学的不博，或者好学而不深思体究，因此没有融会贯通，视同冰炭。殊不知无论学道、学密、学瑜伽，乃至要做道、密、瑜伽的工夫，要达到他们所标榜的境界，除了以身心做工具，由这个身心来实验方术的效果以外，更无别的依据了。既然同是运用人我的这个身心，难道因为方法的不同，就可以使得五脏六腑、神经、骨骼等改易位置，另外换成一副不同的形态吗？既然不能，除了在观念与感觉上，受先入为主的理论影响，产生不同的幻觉以外，还有别的具体事实，足以证明其中的确是有异同吗？如果勉强说是的，那也只是感觉上所注意的重点不同，绝非另有一副不同的身心。

道家与密宗有关气脉的不同图案

中国道家的气脉之说，由书有明文的《庄子·养生主》篇中提出“缘督以为经”与“中于经首之会”的概念开始，就一向被认为任、督二脉为修炼静坐的要点所在。其实，除了以任、督二脉为主脉而外，最要紧的，还是以“奇经八脉”为全部气脉的中心体系。但自上古印度的传统演变而来的西藏密宗，它修炼气脉的方法，几乎完全与中国道家不同。它是以人体内部的“三脉七轮”为主。所谓“三脉”，便是左右中的三脉；“七轮”，便是由梵穴到会阴（海底）的七个主要部位（如图一）。

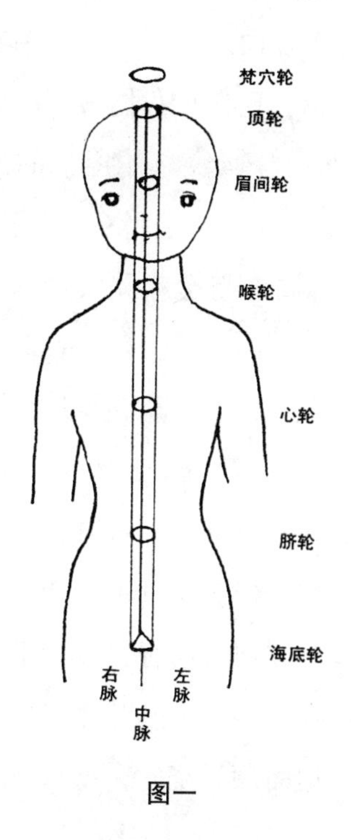

图一

从道家先入为主的修学者，往往对密宗之说弃而不顾；笃信密宗的修学者，每每视道家为旁门。殊不知密宗与瑜伽术的气脉之说，是包括上行气、下行气、中行气、左行气、右行气等五行气和五方佛的作用。魏晋以前的道家修炼丹道之说，也最注重五行与五色气的重要；所谓前朱雀、后玄武、左青龙、右白虎等说法，在人体而言，也便是包括了五行气的暗示。宋、元以后的道家，虽然只以任、督等“奇经八脉”作为方术理论的依据，但对左（青龙）右（白虎）二脉的重视与效用，仍有同等的重视。倘若有人博学、审问、慎思、明辨地汇通了各家的所长，便可知道在静坐的进度中，真正打通任、督二脉以后，自然而然就会发现左右二脉和中脉的重要了。如果没有真正打通左右二脉和中脉，要想进入真正的“禅定”，也就是道家所谓“凝神聚气”和“炼气化神”而进入“天中天”的境界，这是绝对不可能的妄想。换言之，真正打通任脉以后，如密宗与瑜伽术所谓的左右二脉，也便自然畅通回旋而无障碍了，静坐的工夫，必须到此境界，那么才可由技而“进乎道矣”。同时距离打通中脉的远景，才有希望。

现在让我们看看中国道家中奇经八脉的分布路线。根据黄帝《内经》《难经》的记述，综合整理如下：

（一）督脉：

督脉分布路线共有四条：

(1) 起于会阴部，循脊柱向上分布，至颈后风府穴处，入脑，上行至脑巅顶，沿头额下行，达鼻柱。

(2) 起于少腹胞中，下抵阴器、会阴部，经尾闾骨端，斜绕臀部，入肾脏。

(3) 起于目内眦处，上额、头顶部，入络于脑，又分别下颈项，沿脊柱两旁下行至腰中。

(4) 从少腹直上，过肚脐，上连贯心脏，进入喉部，上达面颊，绕唇，抵目下中央部位（分布见图二）。

（二）任脉：

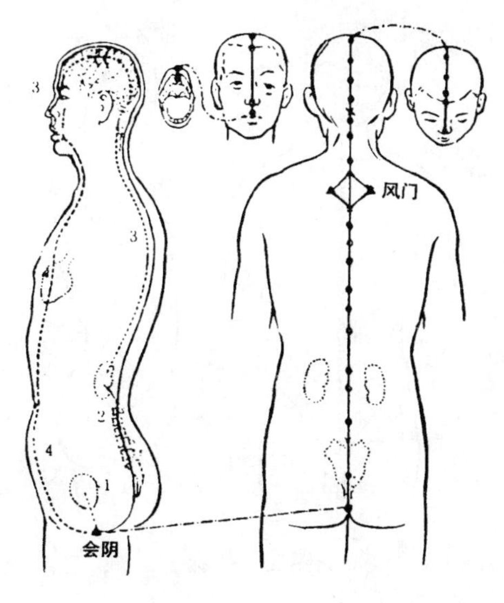

图二　督脉

任脉分布路线共有二条：

（1）起于少腹部脐下四寸的中极穴，沿腹、胸部正中线直上达咽喉，再上行颊部，经面部入眼部。

（2）由胞中贯脊，上行于背部（分布见图三）。

（三）冲脉：

冲脉分布路线有五条：

（1）从少腹内部浅出于耻骨外二寸的气冲穴，与足少经肾经并合上行（任脉外一寸），抵胸中后弥漫散布。

（2）冲脉自胸中分散后，又向上行到鼻。

（3）脉气由腹部输注于肾下，浅出气冲，沿大腿内侧进入腘窝中，经胫骨内缘，到内踝后面，达足底。

（4）从胫骨内缘斜下行，到足跗上，分布于足大趾。

（5）由少腹的胞中，向内贯脊，循行于背部（分布见图四）。

（四）带脉：

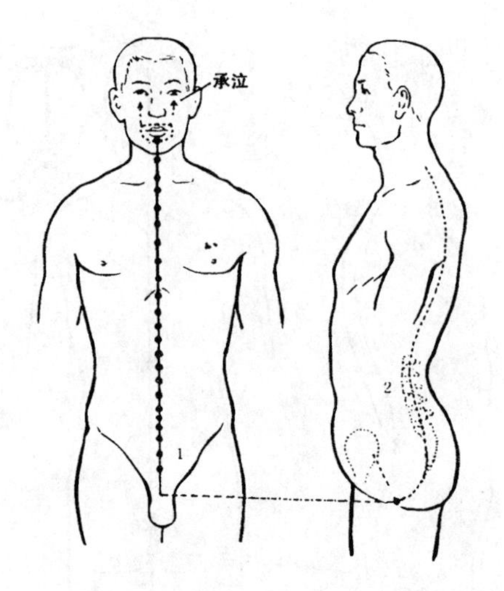

图三　任脉

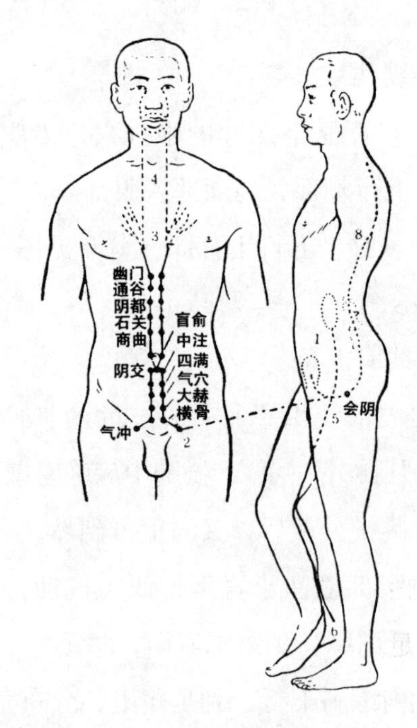

图四　冲脉

带脉起于十四椎，当季胁部下面，环行横绕腰腹，约相当于系腰带的一圈（分布见图五）。

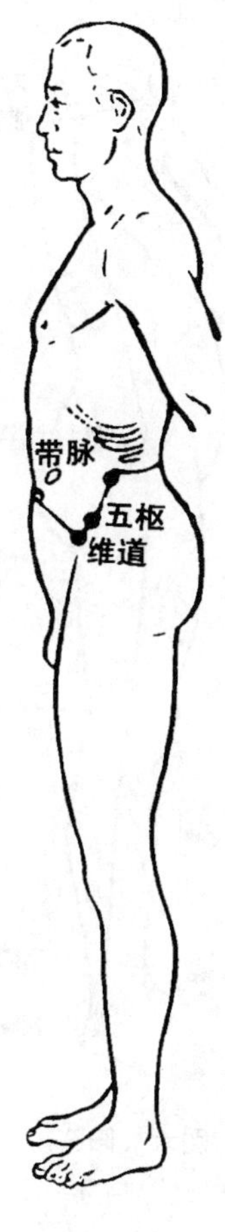

图五　带脉

（五）阳跷脉：

阳跷脉起于足外踝下的申脉穴，沿外踝后向上，经股外侧，分布于胁肘，循行于肩膊外侧，沿颈，上抵口吻旁，达目内眦，入发际，循耳后，到达风池穴，由脑后两筋间的风府穴入脑（分布见图六）。

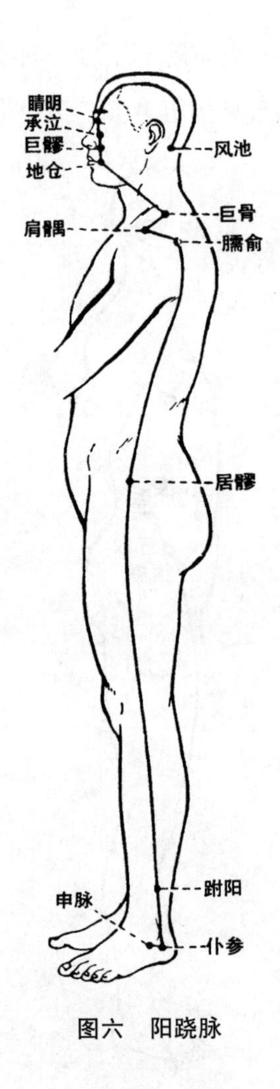

图六　阳跷脉

（六）阴跷脉

阴跷脉起于内踝下的照海穴，循内踝，股内侧，过阴部，循行至胸前，沿喉咙入面部，抵目内眦，再上行至脑（分布见图七）。

（七）阳维脉：

阳维脉起于诸阳经的交会处，即起于足外踝下的金门穴，

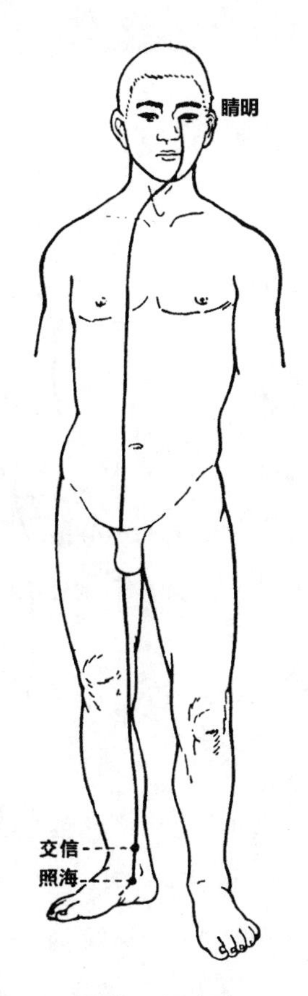

图七　阴跷脉

上沿股外侧，抵腰侧部，斜上肩胛处，上颈后，分布至耳后，到头额处，再循行至耳上方，到颈后风府穴（分布见图八）。

（八）阴维脉：

阴维脉起于诸阴经交会处，即内踝后上五寸的筑宾穴，上沿腿、股内侧，进入少腹部，上连胸部，抵咽喉两旁，与任脉会合（分布见图九）。

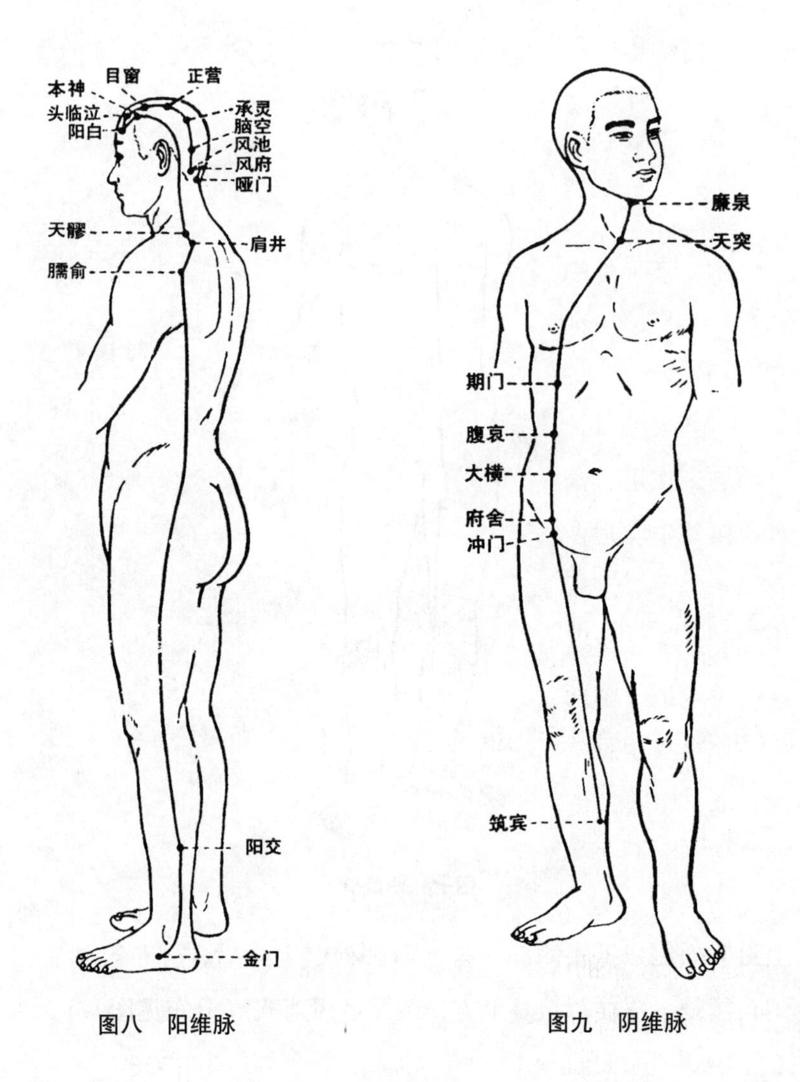

图八　阳维脉　　图九　阴维脉

中脉的重要争论

讲到中脉，又是一个非常有趣的问题。据我所知，对于这个问题，在道、密两家之间，都有中脉究竟是有形或无形的论辩，以及中脉是否就是督脉与任脉的疑问。其次，还有认为只有真正修习密宗者才能了解中脉；原始的道家，本来就不知有中脉的存在，所以道家的修法并非究竟等等的争论。

关于道、密两家对中脉认识问题的论辩，实在是一个误解。如果只根据宋、元以后的丹经道书来讲，他们言不及中脉，那是事实，倘使研究中国自古以来传统道家的方术，便不能忘记黄帝《内经》与《黄庭经》等。《内经》早已有了中脉之说，不过在《内经》上的名称，称它为“冲脉”而已；《黄庭内景经》的中黄，便是以“中宫”为主，只是没有像密宗与瑜伽术的特别强调中脉而已。

了解了这个观念以后，再来研究中国传统文化中正统的丹道，并没有认为督脉或任脉就是中脉的道理。因此，根本用不着非常吃力地去为它辩护了。宋、元以后的丹经，许许多多只是一偏之见，一得之论，一家之言，并不足以概括正统道家的全环，这是绝对不可以误解谬认的事实。道家所谓的打通“奇经八脉”，如果没有到达“冲气以为和”，乃至“黄中通理，正位居体，美在其中而畅于四支”的实际境界，那就根本全是空言，更无法了解中脉真通的景象了。

如果工夫到达“奇经八脉”完全打通，有了“冲气以为和”的境界时，那便有庄子所谓的：“堕肢体（没有身体四肢的感觉），黜聪明（绝对没有妄想），离形去知，同于大通，此谓坐忘。”此时中脉的功能发动，首先便有引伸上下通于无际的觉受，自然而然便呈现“万里青天无片云”的晴空境界。甚至无论白天黑夜，满天繁星呈现眼前，犹如“掌中观庵摩罗果”一般。平常所有的知觉和感觉状态，一起忘却无遗；所有人我是非等等世俗观念，完全远离消散。

但中脉的打通，并非就是全部道果的完成。严格说来，打通中脉，也只是入道基础的真正稳固而已。从此以往，前途更加微密深邃，大须仔细努力，的确非有明师指点不可。此外，在打通中脉之前，当然先由左右二脉的通畅开始，但左右二脉的通畅，也并非只靠“瑜伽”的呼吸气功便可奏效。真正打通左右二脉的人，外形的证明，从头颈的圆满状态，和颈部左右两大动脉管的平满，以及颈有圆圈的象征，可以得知。否则，尽是误人误己的空谈，毫无实义。

关于静坐与道、密两家气脉的大要原则，到此暂时告一段落。此后再就静坐与修道的种种关系，逐步分解详情，另行述说。

为什么气脉会震动

静坐与气脉的关系，以及气脉的变化与生理反应的种种现象，大体已如上述。但许多修习静坐的人，生理与气脉的反应，并非完全一致。既然同样都是人身，同样都是静坐，是不是因为入手的方法不同，气机的反应就会有不同的效果呢？这可从两方面来讲：

（一）由正规的静坐与修道来讲，除了经由任、督脉循规蹈矩的反应以外，实在别无他路。

（二）由体力的强弱、疾病或年龄、性别的各种不同的因素来讲，气脉与生理的反应，也就各有差别。

至于因入手方法的不同而产生各别的反应，虽然也有一部分的关系，但并非主要的原因。例如：

（一）许多学习静坐的人，往往有身体震动的现象发生，甚至由内部的震动而变为全身四肢的跳动，或者自然而然会做许多不同的姿势，犹如瑜伽健身术的动作，或如太极拳一类的动作。在一般重视神秘观念的人看来，就认为这是神奇玄妙而不可思议的事。过去有些专门学习“打神拳”的人，便是由这种现象开始。历史上所谓“义和拳”的“神拳”，乃至有人练习翻“筋斗云”的工夫，也是从这种现象而造成误己误人的后果。

实际上，这是“神秘”吗？不是的。这种作用，一半是心理的作祟，一半是生理的关系，而且生理的关系，还是受到自我心理的暗示而来。它所发生的原因，是由于在静坐中，用心太过迫切，因此而引起神经的紧张。再由神经的紧张，反映到潜意识的作用，便使躯体内部神经和肌肉，有了初步抖颤的反应，有了这种反应以后，潜意识自我的暗示，自然而然便进入自我催眠的状态，因此便会促使神经的震动。因为潜意识对自我起了暗示的作用，便很容易使四肢和整个躯体，发出种种类似有规律的动作。但是一般人，有了这种现象以后，百思不得其解，或者受到震动以后的疲劳所影响，生怕“走火入魔”而放弃了静坐或修道。有些人则认为已得“神功”，就乐此不倦，自认为有了得道的基础了。很少有人能够在这种情况中，深思反省这是由于心理意识自我暗示的关系，因此促使神经紧张所造成的效果。而且由于躯体的发生运动，反而使气机不能进入任、督脉的真正轨道，而只在肌肉和筋络之间流行畅通。

如果初学静坐之目的只求健身强心，或者希求达到如武术“内功”一类的工夫，那也可以由它发展下去。倘使志不在此，那便需要做到自我内心的安静，暗示神经肌肉的松弛，如此方可“更上一层楼”地另外进入静定的境界了。

（二）有些人因为身体已有病苦而学习静坐，如肺病、胃病、肝、肾或各种类似有神经性的病态。当他静坐的过程中，极可能感觉到体内的气机，在每一部位发生滚转的现象。大概说来，凡是肺、肾部分衰弱的人，它所引起的反应，往往会感觉气机在身体左右两边做有规律的旋转。如果是肠胃有问题的，便会感觉在腹部旋转。倘使肝脏或心脏有问题的，很可能就会感觉胸臆之间或横膈膜部分，犹如有物堵塞，好像一个痞块似的。假使能够打通这种痞梗的感觉，便会豁然开朗。不过，更有可能会有大便溏泻，屙出黏液等的情形发生。

总之，例如《因是子静坐法》的著者蒋维乔先生，他便是因少年时期患有肺病而开始静坐，因此自把静坐过程中所得的经验，笔之于书，于是就有气机旋转等等的现象。此书大可提供学习静坐者的参考，但绝不能奉为金科玉律，视如圭臬而一成不变。

打通气脉为什么

除此以外，依循正规静坐的法则，倘若气机通过任、督二脉，则会发生犹如道家所谓的“大周天”与“小周天”的种种景况，而且都有正规而准确的反应。乃至犹如密宗所谓的三脉四轮都打通以后，又应该怎样，才是合于修道的规范呢？这个问题，倒是极为重要的问题。在一般修炼丹道者的立场而言，对于气机通行任、督二脉，运转“河车”而契合于大小“周天”，向来都视为是无上的秘诀。

但是很多人都忘了“河车”运转，转来转去，又转到几时为止呢？须知运转“河车”，气通“奇经八脉”，并非就是静坐和修道的极果。严格说来，“河车”运转和气通“奇经八脉”，那只是静坐和修道的开始筑基。它对于健康祛病，不无功效，而对于修道与证道，那只算是开步走向轨道而已。“河车”运转和气通八脉以后，到了某一适当阶段，气机就自然地不再转动。那时由于气机的充盈不动，身体渐感轻灵暖软而达到“忘身无我”的境界。此时才能豁然自省，认得“圆陀陀，光烁烁”的性命的本元。它确然与后天有形的身体可以分离与和合。然后再把这一灵明的性命之本，重新浑和这个后天的身（炉）心（鼎），继续锻炼，如此才可以使得此身此心，能分能合，而奠定修道与证道的坚固基础，这样才算是有了初步的成果。

关于前者“河车”运转和气通八脉以后的情景，一般丹经道书，只用“璇玑停轮，日月合璧”来做身心空灵浑一的代名词，从来都被视为神秘而不肯轻易泄漏天机。致使后来的学者，举世滔滔，统统陷于迷阵而乏程序和条理以资遵循。古人们如此做法，与他以“渡人”为出发点的心志，究竟是否相合，实在难以辩说了。

关于后者，一般道书，大多只用“重入炉鼎，再整乾坤”等等的形容词轻轻带过。其中应当如何若何地再进一步来确定修证，尤其不肯明言，“恐遭天谴”。事实上，天心有好生之德，如果真正与人为善而又曲遭天谴，亦应“当仁不让”而乐于为人，何必太过自私。

但是在一般学习静坐和修道者而言，能够达到真正的“河车”旋转而气通八脉的，已经绝无仅有。何况过此以往，真能了解身心性命的可以分离、可以凝合的境界，实在万难得一。因此纵使要诚心付授，又有谁能一闻而悟地承受得下。并且由此以往，都是超越形而下而进入形而上的境界，即使愿意明明白白地细说端详，又有谁能具备超世的智慧与经验，可以领会“通玄峰顶，不是人间”的旨趣呢！好了，这些话，可以到此刹住，再说下去，真有可能被人认为是“走火入魔”的疯言疯语了。

静坐与锻炼精神

一般学习静坐的人，归纳其动机与心理意识，大约可分为三类：

（一）具有宗教的情感。

（二）爱好神秘的探讨。

（三）企求长寿与健康。

以静坐的立场而言静坐，所有宗教的意识，神奇的观念，长生不老的希望，统统归之而入于静坐的范畴，也不为过。但无论基于哪种动机与心理，开始学习静坐，总会或多或少，受到道家神仙丹法等观念的影响。所谓道家的神仙丹法，主要理论便是“人身原来有药医”等返老还童的思想。但是这所谓的药，并非专指医药的药。医药的药物在神仙丹法的理论中，叫作“外金丹”。外金丹对某些人，或者修习静坐到达某种情况的时候，是不可缺少的一种辅助。可是以静坐与神仙丹法综合来讲，特别注重于“内丹”的修炼。讲到内外金丹，便会使人联想到中国历史上，许多帝王与名士们，都想“服药求神仙，反被药所误”等自作愚弄而死亡的后果。至于“丹”的正确内容和定义问题，查遍丹经道书，均莫衷一是而茫无所从，徒增迷离扑朔而已。我们把这些近乎原则性的理论，也暂时推开不谈，等到将来有时间再加讨论。现在所要讲的，便是讨论明代以后神仙丹法的“三炼”之说，以及它与静坐和气脉的关系。

三炼精气神之说

明清以来，修习静坐或修炼丹道的人，普遍流行着一种观念，那便是“炼精化气、炼气化神、炼神还虚”，以及最后一句的“粉碎虚空”而归到“大罗金仙”的境界。因此大多认为人体内在的“精”便是“金丹”的“丹母”，凑合“持盈保泰”与“保精养气”等理论，使人重视“炼精”的工夫和方法，便是学仙或“长生不老”的基础。尤其如伍冲虚、柳华阳师弟一派（以后简称伍柳派）的丹诀，完全从这个理论出发，作为丹法的基本依据。清末民初，佛家某大师，力辟炼丹修道为旁门左道之术，甚至视为邪魔外道的魔子魔孙，不屑一顾。这种观念，未免有“矫枉过正”和“孤陋寡闻”之憾，而违反了“法门无量誓愿学”的谦冲。老实说，无论学道学佛，能够从保养精气、“清心寡欲”作为入门的起手工夫，因此而不犯男女性行为的“淫欲”，对于以“持戒”为宗的“律宗”来讲，应该是件非常良好的善行。如果也并此而辟为邪魔外道，未免有伤“佛门广大”包罗万象的容德。况且清代以来的出家佛教徒们，叫漏精（遗精）为“漏丹”。对于长坐不卧而精进修行的人叫“不倒丹”（即是倒褡的变称），岂不是早已承认以不漏精为“持戒”（不犯淫戒）的根基吗？问题只是要了解什么才是“真精”？乃至人体内在的精虫与卵子，它与“炼精化气”的“精”，究竟有些什么关系？必须要弄清楚这些道理，才好正式从事“修道”或“静坐”。如果对这些原理不明，一味盲修瞎炼，虽然也可说无伤大旨，事实上却有“十人九错路”的弊病。

修炼的时间和程度之说

同时修炼仙道丹法的人，自明清以后，从伍柳派的重视和提倡以来，对于修道成仙的过程之说，又非常流行。由此而配合“三炼”的理论，凑泊得如合符节。如说“百日筑基”是“炼精化气”的工夫，“十月怀胎”是“炼气化神”的工夫，“三年哺乳”是“炼神还虚”的工夫，“九年面壁”是“粉碎虚空”的最后一着。而且还有人拿它与密宗的修炼方法相比，证之于木讷祖师（密勒日巴）由修持到成就的经过，在时间上恰又非常相似。因此这种炼养的程序之说，便深植人心，牢不可拔。并且又证以实际的经验，所谓“精满不思淫，气满不思食，神满不思睡”的传述，确定“炼精化气”等对于修养过程上的实际效果。于是明清以后的学习静坐或修学仙道丹法的人，十之八九，大都以搬精弄气为学道的入门方法。甚至，还有较伍柳派的丹法更差一筹的道术，专门以“扐”“扣”等类似“点穴”“推拿”的手法，自我玩弄精神，认为便是“斩断淫根”的无上秘诀。千奇百怪，牵强附会而著书立说，却甚为风行。

新旧医学养“精”观念的异同

时至现在，医药的发达与医学的昌明，已非过去故步自封的时代可比。对于气血和精神的研究，也已各有专科，不能完全因袭旧说而漠视新知。同时，也不能一律抹杀旧学而盲目地信任新知。所谓科学，它还在“未定之天”的进境中，而正向前迈进，它不像旧的学识，一味妄自尊大地自诩为定论了。

传统道家医学的观念：过去的中国医学和从事炼养“长生不老术”的人们，认为人体内在的“精”子，便是生命最基本的要素。不但道家修炼神仙的丹法，要以“炼精”为主要的修养，所谓医学宗祖典籍的黄帝《内经》，也以养精蓄锐为“祛病延年”“养生长寿”的基本要务，如说：“两神相搏，合而成形，常先身生是谓精。”又云：“冬不藏精，春必病瘟。夏不藏精，秋必病痢。”等等，便是说明“精”与养生的重要。后来演变到道家的丹法，尤其重视“还精补脑”为“长生不老”的要务。至于如何才能做到真正的“还精补脑”？真正的“精”又是什么东西？总是含糊不清，众说纷纭不一。

现代医学的见解：现代医学对于泄精和性行为的理论，恰恰与道家的观念相反。它认为一个正常的成年人，在相当时间和正常状况下排泄精液，那是并不妨碍的事。如果勉强压制性行为和忍精，反而对身体有害。而且认为由性腺内分泌的化合而产生精虫和卵子，那是生理上的一种自然现象。如果认为压制精虫可以增加自身的健康和长寿，等于一种性变态心理的幻想和无知的谎言而已。这些观念和理论，往往牵涉到“生理学”“性心理学”“神经学”“荷尔蒙”等等学识，头绪纷繁，尚未有综合的定论。不过，一言以蔽之，绝对不会有一个纯净的独身主义者，毕生毫无性行为的泄精（包括遗精、梦遗、手淫等），而能健康长寿地比一般人活得长久。相反的，这一类人，往往因有性变态心理的长期忧郁，多半死于脑溢血或癌等一类病症。因此，所谓“还精补脑，长生不老”以及“炼精化气”等理论，在现代医学的观念中，简直视为一派胡言乱语。

旁门左道的理论：但在中国三千年来的正统道家医学之外，又同时存在有不同于“清修派”的说法。他们也认为“还精补脑”和“炼精化气”是不易的原理。但是“还精”和“炼精”的方法，却需要有正当而特别方法的性行为，才能真正做到“返还”与“补脑”的利益。他们的理论也根据《易经·系辞传》“一阴一阳之谓道”的名言而牵强附会，说得天花乱坠地搞那男女双修的事情。唐宋以后道教的火居道士（出家而有家室的道士），和唐宋以后蒙、藏密宗一派的双身法，都有相同类似之处。至于民间秘密流传有关性行为之医学，和性心理学相近的黄帝《素女经》、《玉房秘诀》等《容成》、《素女》之书，也便成为他们的秘诀之一了。此外，还有专传那些“扐”“扣”精关点穴的手法，普遍流行。结果弄得那些学道的人，陷于性无能而称之谓“断欲”。甚至因此而得胃病、吐血、鼻衄、脑溢血、神经错乱等症，比比皆是。至于搞得气血混浊，面黄肌瘦而生趣萧索的，还算是不幸中之大幸呢！但是，这些丹诀道书上所说一个人的年龄和精力生长的周期性，以及在哪种年龄而可做适当性行为的理论，和现代医学的研究非常吻合。古人说：“虽小道，亦有可观也已”，站在博学慎思的立场而言，旁门亦门，左道亦道，倒也有不可一概抹杀之处。

认识真精

那么，“还精补脑”与“炼精化气”等说法，完全是子虚乌有的事吗？这又不然！我们必须了解了以上所提这些新旧道家和医学上的观念，再来讨论此事，才能比较踏实。真正道家所说的元精是什么？一言以蔽之，“生命本有的自然功能而已”。老子引用婴儿“不知牝牡之合而朘作，精之至也”的状态，便是很好的说明。例如一个在成长中的婴儿，当他在睡眠的时候，绝对还没有男女性欲的意识，但是他的生殖器却翘起，那便表示生命本有精气（也可称之谓精力）的散布和生长的功能。到了孩童的阶段，一旦有了性的需要和性的知识以后，当性器官发动作用时，便会引发心理的性欲观念；或者因为淫欲的冲动，就促使生殖器翘起，心身互相影响，互为先后，并不一定。这个时候，性腺内分泌与脑下垂体内分泌等一系列的荷尔蒙，都会受到性心理的刺激而发生变化的作用。由于心理和生理（神经、血液、荷尔蒙等）互相交变，内分泌通过睾丸与子宫的刺激反应，便迅速地制成精虫和卵子。再进而有性行为的交合作用，便会产生泄精的现象。

了解了这个道理以后，所谓“还精补脑”和“炼精化气”的工夫，是指在心理上没有丝毫欲念的状态，但性器官却本能地发生了作用的时候。那时只要做到绝对地清心绝欲，让它依循生理自然的血液循环而归于平淡，就可自然而然达到不还之还、不补之补的境界了。如果有了欲念配合性器官的作用，已经使性腺荷尔蒙和精虫的活动发生作用以后，再来有意去采补回来，控制它而“扐”令回转，便会使膀胱和血液里增加一大堆的废物。轻则迫入膀胱，影响摄护腺等机能的严重负担。重则会使心脏、肺、肝、脑神经等，发生最坏的严重后果。道书丹经上要人认识清楚，“水源清浊”之说，便是对这两种现象的差别而言。

但在事实上，一般修学静坐和修道的人，每每到了这个阶段，几乎无人能够做到“朘作”而不引起丝毫的欲念的。即使偶然一次可以，再接再厉，由于生理的作用压迫心理，就万难清净自守了。因此以“百日筑基”“炼精化气”的工夫来说，的确便有“学道者如牛毛，成道者如麟角”的概叹。倘使年老精力衰竭，或者因病，或者因做那些旁门左道的工夫而使性无能，或者性腺根本失去新生的能力，因此而心理毫无欲念的，那是生机已绝，根本谈不上修养锻炼的工夫。但是，以上所说的，也只是从生理的作用而大概一讲有形的精气而已。如果再进一层而追究能生精气的根源，那便要探索佛家所说的“心精”，才是“无上丹法”的“真精”之至理哩！

静坐与“炼精化气”的剖析

为了要切实认识“炼精化气”的真正意义，首先必须要注意“精神”“精气”“精力”“气力”“心力”这些名词的连锁关系。本来在中国传统的文化思想中，“精”和“神”这两个名词，也同“精”和“气”这两个名词一样，完全是独立分开的。后来虽然把“精神”两字连接起来成为一个专有的名词，究竟“精神”一词的内涵意义是指什么，很难下一确切的定论。

到了汉魏以后的道家手里，特别提出“精”“气”“神”三个名词，作为修成神仙不死之药的主要中心，那是根据黄帝《内经》和道家的《黄庭经》而来的。《黄庭经》所谓的“上药三品，神与气精”，便开启后世修道炼丹者更加重视“精”“气”“神”的先声。经常有人来问“精”“气”“神”这三个名词的明确定义是什么？实在很难解释。但是为了较易了解，我就引用宇宙物理的“光”“热”“力”来做比方。“精”是生命的“热”，“气”是“力”，“神”便是“光”。人生的生命，如果失去了“光”“热”“力”的功能，那便是死亡的象征。

“精”“气”“神”在人体生命的作用上，的确犹如宇宙物理的现象一样，也是逐段分开，而又互相混合。“神”的主要作用，是在头脑部分；“气”的主要作用，是在胸腔和胃部；“精”的主要作用，是在肾脏小腹以下和睾丸生殖器等部分。其中“精”的作用，和现代医学所谓内分泌（Endocrine）的整个系统有密切的关系。但是如果认为“气”必然从“精”而生，“神”必然从“气”而有，那是不通之论。如果以“光”“热”“力”的道理来讲，“热”和“力”都是由于“光”的功能所产生。以此类推，“精”和“气”的确也是由“神”而有。如果一个神经颠倒的人，他的“精”“气”也会自然而然地趋于虚弱了。

其次，必须要了解人体生命的快乐感觉——快感，是从“精”而有；意志的坚定和毅力的光明，是从“气力”充沛的功能所发生；智慧的敏捷和超颖，是由“神”的定静而来。佛家重视“修心养性”，从思维的方法改变心地，作为入手修行的根本，它的功效和成果，的确是偏向于“神”“气”二种，犹如道家的上品丹法一样。但自然而然也就融汇了“精”的修炼而在其中矣。宋元以后的道家注重“炼神化气”“炼神还虚”的方法和程序，也等于佛家“持戒、修定、生慧”的三大原则。如果通达了它的内容，实在并无两样。

由此可知专执人体内部性腺内分泌的“精虫”“卵子”，为修道静坐的基本，那是值得仔细研究的问题。不过，这种观念和方法，对于体力衰弱或已过中年和将近垂暮的人来说，那又须另当别论了。总之，修道和静坐，是一种智慧之学，它并非靠盲目的信仰和固执的偏见，可以贯彻始终的。

人的生命归纳起来，不外是“身”“心”两种的组合。但是生理“身体”的主要功能，归纳起来，又不外是“精”

“气”两种作用，它是属于“感觉”的范围。“心”的主要功能，一言以蔽之，都是属于“知觉”的范围，它是“神”的作用。过去所说的，都是依循一般“静坐”和“修道”的路线来讲，所有在“静坐”中有关生理的反应——即是气脉的动相，也都是“感觉”的部分。“感觉”是后天的，而且也是变化不定的。修道的成果，初步是从“感觉”入手而返还“感觉”与“知觉”，进入浑然一体的境界。但是离开“感觉”，也就无法从事于修道。

所以必须要了解气通任、督二脉，乃至全盘打通了“奇经八脉”，那也只是“感觉”所成就的效果而已。而且在“炼精化气”的过程中，自有一番气脉通畅的反应，跟着工夫的进境而反应不同。在“炼气化神”的过程中，又有一番气脉通畅的反应，自然与“炼气化神”的工夫配合，各有不同的境界。古来“丹经”上所说的“九转还丹”之妙，后世有人硬加牵强附会，把它配合上气脉的关系，如何若何地转通任、督二脉多少次，才算是合于九九之数。虽然有点过分牵强，但是拿来说明锻炼“精”“气”“神”的三部曲，每一层自然有每一层的内涵变化，倒也无可厚非。

上面讲过，我们要认识“炼精化气”的工夫时，首先须要了解什么才是“真精”，切勿完全否认了后天的“精力”作用，或误认后天的“精虫”“卵子”便是“精”的绝对代表。其实，后天的“精力”，也是真精的变化。换言之，新生命的来源，与性腺、甲状腺、脑下垂体，是有绝对的关系的。当性腺充分活动，而丝毫没有配合意识观念上的淫欲时，这时的确是接近“真精”的状态。由此保持不变，由于性腺活力的充沛，久而久之，自然而然产生一股力量，走向脊髓神经的尾根，逐步逐步地向上推移，渐渐达到头顶，刺激了脑下垂体新生的活动功能，再由上而下。这个时候所刺激反应出的唾腺，又促使甲状腺的活动，在感觉上，心胸愉快开朗，莫可言喻。但这种初步现象，应该只能说是督脉在“炼精化气”过程中的一种状况，并非说修道的成果，仅止于此而已。功夫踏实的人，一身细胞都会起变化，细嫩透亮，那是不成问题的事。尤其在面部的肌肉和细胞，更加显著，仔细透视，隐隐约约，自然都会呈显出充沛的光彩。但如果红光满面，而肌肉的细胞并未发生显著的变化时，那是一种歧途，要当心可能血压过高。这是由于心念的执着过甚，或有“相火”游行，夹带有色欲的嫌疑。

过此以往，跟着而来的，便是任脉——包括自律神经系统的打通。尤其是“中宫”胃气的充盈，渐渐有沉沉下降的感觉。到此之时，如果能心空清净，静待睾丸和会阴（又名海底）的自然收缩（女的便有子宫收缩，乳房发生反应的现象。），觉着如有一线力量，自前向上循耻骨之内而上冲到小腹的“下丹田”部分，与“中宫”下降的气机相接，陡然之间，促使青春腺（腹部）的活力恢复，发生无与伦比的快感，即使男女两性性行为的快感，也难以相比。同时这种快感，循双腿内股而直透到两足心和两足趾。那时其乐融融，如饮醇醪而恬然舒适，这才算是真正“炼精化气”初步的成就。

至于在此过程中，因为男女老幼、体力强弱、秉赋异同等种种关系。各人的变化和过程中难受的刺激，虽然因人而异，但也是必有的现象，一时说之不尽。而且静坐工夫到此，还有随时因事而退堕的可能，如不谨慎小心，又缺智慧的开发和保障，也只等于一番游戏而已。“炼精化气”是打开青春腺之结的一步工夫而已，绝不可得少为足，以此沾沾自喜。而且这种种情况，都是属于“感觉”的状态，只能说是修道的“加行”（加工）的征信，离证道还很遥远。如果真能达到如此境界，那么“返老还童”和“祛病延年”，是不成问题的。

炼气和止息

有关“炼精化气”的大概情形，已经略如上说。接着便要讲“炼气化神”的事了。但“炼精”真能化气吗？“炼气”又如何才能化神呢？这些口说，粗听起来，好像都是言之成理，颇足引人入胜。事实上，在在处处都是问题。上文已经讲过“精”非“精液”之精，现在更要说明纯粹的“真气”，也非呼吸之气。真正讲究修炼的人，只须初步借用呼吸的气机，引发人体本自具有的“真气”而已。那么，“真气”究竟是什么东西呢？这真是一个难下定义的问题。尤其对于外国友人来讲（包括西方文化的各个语文系统），更加难以说明。在西方的语文中，提到这个“气”字，便自然要想到瑜伽术（Yoga）和 Prana 这个字。但这个字的含义和道家与真正禅定工夫所谓的“真气”，还是存有小同大异之处，并不完全一样。如果勉强引用现代自然科学的知识来讲，也可以命名它是“人体的生命能”或者比较相近。

一般学习静坐或做修道工夫的人，只要在静坐的过程中，发生了感觉的反应，大多数便认为是“气机”的发动，已经有了“炼精化气”的作用了。如果因为静坐工夫的累积，这种感觉反应蔓延扩张，循着背脊部分延伸，或在胸腹部分也有了感觉，便认为是气循督脉上行，已经回转而打通任、督二脉了。其实，只要身体健康，或者身体衰弱而稍带病态的人，能够长久保持一个固定的姿态而静坐不动，或者很快或者很慢，多多少少，都会有这种感觉的反应。但这绝不是“炼精化气”的真正功效。虽然这种过程中的反应，也是静坐的功效，并非坏事，但对于初步的“炼己筑基”而言，还是未曾打好基础。如果对“炼精化气”来说，更有很长的一大段距离。

气息的神奇和奥秘

真正讲到“炼精化气”的境象，只有借用在静坐的过程中，自然地停止呼吸的境界来做说明，较为确实。不过要做这个说明之先，对于停止呼吸的境界，必须要先做两种必要的解释。首先需要知道在静坐的进度中，所谓自然地停止呼吸，用一般修道做工夫的术语来说，便叫作“止息”。在佛家四禅八定的进度中，又叫作“气住”。在瑜伽术的修炼方法中，便是真正“瓶气”的工夫。普通练习瑜伽术的，有意来控制呼吸而使其停止的方法，虽然也叫作“瓶气”的工夫，但并不算是上品的成就。如果静定工夫到达而自然地停止呼吸，那才是真正“瓶气”的境界。所以密宗便另行命名它是“宝瓶气”了。

其次在静坐的进度中，因为心念的太过专一，偶尔也会觉得呼吸近于停止。当这种状态发生时，有时就会感觉全身僵直，稍微带有僵硬的感觉。实际上，这是因为用意太专，渐渐促使全身紧张的关系。这种类似停止呼吸的作用，并非真的是“止息”和“气住”的境界。严格说来，这是由于神经的过分紧张所致。在这种情况中，执之太过，不能放松返还于自然，往往会弄得心境枯槁，生机木然。甚至更严重一点，便会使身体和四肢的各个关节，进入僵硬的病态。虽然并非如小说家所谓的走火入魔，但至少已经因此而得病了。如果因静坐而到达这种境界，自我治疗的唯一方法，就是要把自己的身心尽量地松弛，甚至尽量哈出力气，自我放松，任意进入自然呼吸，就如平常人睡眠时的状态。这样只需很短的时间，便可“更上一层楼”而转进新的进度了。倘使有些用工太久的人，虽然努力施用这种方法，僵持的状态还是依然如故，那就只有用密宗和道家的特别教授法了。

再次，倘使真正由于精力充沛，身心寂静的效果而气定神闲，达到“炼精化气”的境界，必有的第一步现象，便是全身柔软而犹如乏力一样，再进一层，自己便会感觉到“柔如无骨”，浑身气机在毫无觉受的状态中普遍地充满。孟子所谓的“睟面盎背而畅于四肢”，老子所谓的“专气致柔能婴儿乎”的情形，便自然地体验到了。这个时候的境界，真可忘去身心的感受，好像天地人我，都入于浑茫一片的状态。丹经道书所谓的“浑沌”，以及庄子所说的“堕肢体，黜聪明”的实际情况，都可体验得知确为真实，并非假设空洞的理想。如此再静定下去，起初感觉鼻孔的呼吸减弱到了微之又微的程度，而后肺部的呼吸近于停止，小腹内在的“丹田”开始有了翕辟（收缩放松如呼吸）的作用。道家所谓的“胎息”或“内呼吸”，便是这种境象。再次而等到内脏各部分的气机都充实以后，循食道喉管而上达舌尖的一系自律神经，自然地松畅舒适，“丹田”的内呼吸也随之由微弱而渐至于停止的情形。这时久已沉没在腹部的“青春腺”又恢复了活动的作用，犹如童年时期无欲无情的牵连，便自能发生无比快感的“内触妙乐”。生殖器官随睾丸收缩的气机，上循任脉而使舌尖自然上翘，封抵了小舌头部分，自然地停止了呼吸。这才算是“炼精化气”初步的真正境象。

变化气质和气的周期

同时在此也可附带地提到有关儒家学说“变化气质”的观念。在一般只讲读书求学问的人来说，能够真正做到读书明理，从人生日常的言语行为和待人处事之间，确切地体会到学问与知识对于修养的实际应用，做到心平气和的，便是学问“变化气质”的最明显造诣。这是由心理入手，改变心性修养的路线，确实有理，一点也没有错。但严格地说来，这还只属于“养气”和“养心”的工夫。气变而质仍未变。所谓质变，必须是连带生理功能的转变。如果只从心性修养，而不配合生理修炼到达上述“气住神闲”的境界，那么，所谓“变化气质”之道，也仅属于一句理念上的名言，而并非实际履践的恺切工夫。

如上所说的种种，我们平常学习佛家天台宗的“随息”“数息”“观息”和道家的“心息相依”，以及一般内家气功的种种修炼方法，对于达成“炼精化气”和“炼气化神”的作用，又有什么关系呢？关于这个问题，说来便会牵连到一般丹经道书有关人身呼吸的理论了。许多专为修道、修炼内丹或静坐工夫的书籍上，有关人体气脉的理论，大体都根据原始医学原理的《内经》和《难经》的抽象观念，说明气机或气脉在人体内部的行度和作用。古往今来，有许多学道或修炼静坐的人，便死守这种传述，信以为真，浪费很多宝贵的精神和时间，从事那些不切实际而太过抽象的工夫。现在在此特作声明，以供参考。

我们过去原始粗浅的自然科学观念，往往把许多事物，都纳入古代天文数字或抽象的《易经》象数的数字里去。所以许多丹经道书，也随“内”“难”二经一样，把人体的气脉作用，区分为五候、六气和三百六十周天度数，或八八六十四卦的观念。因此而使后世进入似是而非、迷离惝恍的影响之谈中去讨生活了。例如古代最早的天文学理之说，认为“周天三百六十五度四分之一。太阳每日绕地一周而过一度，每岁纪三百六十五度零二十五刻。太阳行一周天即是一年。四岁共积盈百刻而为一纪”云云。人身是小天地，气脉运行之数也同此规则。如说：“人一呼脉行三寸，一吸脉行三寸，呼吸定息，脉行六寸。人一日一夜，凡一万三千五百息（分开一呼一吸而加一倍数，也只等于二万七千息），脉行五十度而周于身。”这等于说：“呼吸气二百七十息，脉行三十六丈二尺为一周。五十度周身，计一万三千五百息，脉行八百十一丈。每日从寅时起复而至于卯。”于是从事修道、静坐的人，便都根据此说而做调息的工夫。其实，这个数字的根本问题，都误在古代测验时辰刻漏方法的不够标准，这种理论和数字，是大有问题的问题，不足据以为信。根据科学事实和准确医学的经验，人的呼吸，平均每分钟十八次。一天廿四小时，平均共二万五千九百二十次。脉搏平均每分钟跳动七十二次，等于呼吸的四倍数。太阳系统的运行旋转，也是二万五千九百二十年为一周期。这个总数也就是各大行星回复到相同相对位置所需要的时间，所以叫作太阳的大周期（The Great Sidereal Year）。

炼气不如平心

一个人的身心能够在绝对静止的状态中，内无思虑妄想忧悲苦恼的打扰，外无动作劳力勉强的加行，不昏昧、不意乱神迷地顺其呼吸的自然，过了一个昼夜的时间，所有体能的精力和气力，便自然而然地恢复到充盈的原来状态，犹如太阳系统各大行星在一周期回复相同的相对位置。如果能够在这种恢复原来充盈状态的时候，在某一“刹那”之间，呼吸往来的气机，也就自然地“须臾”止息，达到饱和的程度。此时如能“持盈保泰”，配合心理上真正的平静清虚，才可真正做到“炼精化气”和“炼气化神”的功效了。可惜有许多修道做静坐工夫的人，不明此理，反而执着“丹经”道书上的旧说，加上“师心自用”的谬见，拼命地在那里一呼一吸地练气功，一天到晚，哼啊哈啊地“吐故纳新”，认为自己在做“炼化的工夫”，真是其智可及，其愚不可及也。“由来富贵原如梦，未有神仙不读书。”因此奉劝讲究修养之士，炼气不如平心，然后才或许能收到“穷理尽性以至于命”的成果，至于各种有关炼气的方法和工夫，对于健康也有帮助的，种类很多，应当另作专论。

三花聚顶和五气朝元

道家所谓“炼精化气”的气是什么东西？中国医学所谓的“气血”的气和“中风”的风，是否都同道家所讲的这个“气”字一样？这些都是很重要的问题。汉代以后的中国医学，大都把气流的风和人体呼吸的气混而为一，这也是有问题的。不过这些问题都是个别的专论，现在从本题范围去讨论它，一时也讲不完。前文曾经提到，暂且借用现代科学术语的“生命能”，作为解释气的概念。换言之，也就是要学习静坐和修证健康长寿术的人们，不要把人体口鼻呼吸的气以及大气中的空气，就当作道家或密宗所谓的气。否则，统统落在生理的感受范围，错把神经和肌肉的反应当作是“真气”的流行，那是一个严重的误解。

退而言之，如果只把肺部的呼吸和生理反应的作用，当作炼气的成果，那么综罗道家、密宗、瑜伽术等的各种大同小异的炼气方法，至少有几十种甚至一百种之多。虽然无可否认的，人体生理上的口鼻呼吸，以及部分其他器官和皮肤呼吸的作用，是修炼的基本动作和工具，但不能误认为这就是静坐养生或道家丹法的真谛。

照道家养生的修炼方法，真正达到“炼精化气”的程度，那是什么景象呢？这便需要留意道家所流行的两句术语，所谓

“三花聚顶”“五气朝元”。“三花”与“五气”，都是比喻的代名词。三花即是“精”“气”“神”。“五气”，便是心、肝、脾、肺、肾；或另用五行的代号，即是金、木、水、火、土等；至于印度的瑜伽术中，却以上行气、下行气、中行气、左行气、右行气等叫作五气。名词不同，实际上都是共通的。聚顶的顶，当然是指头顶的“百会穴”，也就是道家所谓的“泥洹宫”，密宗所谓的“顶轮”和“梵穴轮”的连带关系。不过朝元的“元”，却有不同的说法：有些根据医学经脉穴道的观念，便说这个“元”是指“关元穴”的部位，也就是一般所谓的“下丹田”，有些人却认为这个“元”是指“会阴穴”，也就是密宗和瑜伽术所谓的“海底”。谁是谁非，从来就无确证，除非真是修炼到家的神仙肯出来当场指证，或许可息此一争端。不过，从学理和中国文字学的诠解，以及经验的求证，我们认为这个“元”字是与本源的源字通用。换言之，所谓“元”，便是指原来的本位现象而已，所谓“五气朝元”，也就是说人体内部的腑脏之气，各归原来的本位，充满、和谐、均衡而没有窒塞。我们简略地从学理上解释过这两句话的意义以后，再从实证的现象来作说明。

“三花聚顶”的景象：静坐到达精化为气的阶段，奇经八脉的通畅情况，犹如以往所说，已一步步获得了实证。从此渐渐到达忘去身体的感觉，周身如婴儿似的柔和轻软，非常安适妥帖，若存若亡。此时，唯一还有感觉的便是头脑的反应。再渐渐地静定下去，眼前的目光便有返照的现象。到此忽然会进入几同完全忘我的境界，只有头顶“泥洹宫”“百会穴”部分，感觉如天窗的开启，如阳光的透射，豁然开朗而呈现无比的清凉之感。犹如乘虚而下的一股清虚之气，下降而遍洒及于全身。道家丹经所谓的“醍醐灌顶”，便是形容这种境界。不过，到此程度，最怕的是学理不明，观念不清，内心如果存有丝毫的幻想，或潜意识中存有强烈的宗教意识，可能便会心神出窍；如果再配合其他的幻觉，便有许多类似神秘性的景象出现了。对此种种境象，必须要一一扫除，不落筌蹄才为究竟。

“五气朝元”的景象：由于以上所讲“三花聚顶”景象的呈现，或者在同一时间，或在稍息之后，忽然感觉呼吸之气自然地完全停止，周身绵软，不借后天的呼吸而温暖怡适，平时所谓的内呼吸（丹田的呼吸）这时也自然地停止了。只是过了很长的一段时间，偶然地需要极其轻微地呼吸一次。此时有如在风和日丽的景象中，微风不动，水波不兴，身心内外，天地人物，无一而非安于“中和”的本位，更不知道有我身的存在或无我身的存在，这些平时的感觉和思想，统统都自然地去得无影无踪了。

静坐或修道的实际工夫，如果真能做到如上所讲“三花聚顶”“五气朝元”的情况，那么，炼精化气的基础工作，可以说是告一段落。不过，这种基础，可不能偶一而止的，必须要“持盈保泰”，恒常如此，而且可以自由作主地要如此便如此才算数。倘使在静坐的过程中，偶然有过一次类似经验、瞎猫撞到死老鼠、一见永不再见，那就不足为是。但从此要进到“炼气化神”的境界，就必须和“道”的观念结合，并非只属于静坐工夫的范围了。

炼气与化神

静坐与炼神的关系最为重要，但什么叫作神，必须先要有正确的认识。一般提到神秘学，便很容易和宗教神的观念连在一起，或者就走入神秘的领域。宗教上的神和神秘学，在某些方面也很相近，但在作用上却有差别，尤其对目前的神秘学来讲，它已经进入科学范围，日新月异地正在向前探索。现在纯粹从静坐而接触到修道的境界来讲，必须对中国的医理学和道家、丹道学派的神之观念先有些了解。

神是什么东西

《易经·系辞传》上的神之观念：

“神无方而易无体。”“阴阳不测之谓神。”

《黄帝内经太素·本神论》中的神之观念：

“神乎神，不耳闻，目明，心开，为志先。慧然独悟，口弗能言，俱见遍见，适若昏，照然独明，若风吹云，故曰神。”

司马迁父子所说道家的神之观念：

“凡人所生者神也，所托者形也。”“神者，生之本也，形者，生之具也。”（司马谈）

“神使气，气就形。”“非有圣人以乘聪明，孰能存天地之神而成形之情哉！”

除此之外，在汉魏时代后出的道教《黄庭经》，把人体内部所有的官能，都配合上神的奥秘以外，五脏六腑与每一细胞都有一个神的存在，由此而知丹道学术中的神，它是接近科学性的，并非完全宗教性的。

气化神的境界

在静坐的过程中，如果真正到达了“三花聚顶”“五气朝元”的境界，再进一步，便很自然地要进入炼神的领域了。可是在“炼气化神”的阶段中，其中的岔途，非常的多，比起初学静坐时“炼精化气”的情形，更为微细难辨。而且它与精神病、神经病、心理变态等相似病症，往往互为伴侣。如非真正智慧的抉择，可能就把神经当作神通而自我陶醉，自取毁灭。可是，也不要因此而过分担心骇怕。照理来讲，到此境界，正知正见的智慧应该自会开发，不易走入邪途才对。不过，真正智慧合道的境界，的的确确是靠本身积善的修养功行，如果平时只求个人静坐的效果，并无舍己为人积功累德的力行培养，到此，除了比平日更为聪明以外，真正智慧合道的种子，也很难出现的。总之，讲到气化神的境界，不但从事静坐的人能够真正到达的并不多见，即如道、佛两家的丹经道书上，真正把它明白写出的也不多见，大致描写这种情形的，多半是用隐语或含糊其词地说：过此以往，自有神明来告而已。

现在，我们为了结束静坐与生理反应的变化部分，最后必须对此简要地作一交代，然后才好转入静坐与心理部分的研究，因此，姑且提出炼神过程中一些比较容易体会的现象，贡献给一般修习静坐者参考。

炼气化神三问

一、怎样才算是已进入炼气化神的阶段?

在静坐的过程中，如果已经经历过如上述连续所讲的种种经过，真正到达了“三花聚顶”“五气朝元”的阶段。有关生理反应的变化，除了浑身温暖如春，祥和柔软得犹如无身忘我，只有乐感，绝无任何稍微的苦痛反应。而且身心内外，犹如沐浴在一团光明的景象中，尤其以头部更为强烈。此时，感觉整个的天地宇宙缩小地融于我的范围，我与虚空浑然融成一体而不可或分的时候，便是炼气化神的境界，就要呈现在前了。

二、真有神我出窍的事吗?

所谓神我出窍，一般道家的丹经道书上，都有绘影画形的想象，俨然另有一个自我的婴儿之身，从头顶以上冲天而起。然后又加上“十月怀胎，三年哺乳，九年面壁”等等说法。尤其以明清以后，伍（冲虚）柳（华阳）派的修炼方法，更加煞有介事地强调其词。因此一般人便认为神我出窍是静坐成功者的必然景象。事实上，这种情形，却正是气化神的歧途差异，自己千万不可冒昧自信而使自己上当。

现在为了述说的方便，按照一般丹道派的观念。先来分析神我的界限:

（一）阳神。

（二）阴神。

依照丹道派的理论和原则，真正的神我出窍，是指的“阳神”。所谓阳神，它是可以脱离这个血肉的躯壳，能够变成有形有相的另一自我生命之存在。换言之，就是除了这个肉体以外，另外已经构成一个身外有身的另一生命之存在。一切言行举动，都可自由犹如现在。如果只有自己感觉到另一个生命的形体，或有形相，或无形相而可以出入这个肉体躯壳之外，而别人无法看见，并且也不能接触实体的物质境界的，便叫作“阴神”。阴神犹如梦中之身，但较梦中之身更为明晰清楚而已。倘使按照道家修炼之理论和原则，修炼到真正能出阳神，才算是静坐与修道的成果。假使只把出阴神当作究竟，那还是落在普通凡人或鬼神的阴境界之生命中，并不算是究竟。

现在暂不讨论出阳神的有无和事实问题，姑且先来讨论一下出阴神的情况。这在一般静坐或修道的人来讲，那并不算是什么严重的难题。某些从事静坐的人，很可能在未达到精化气，或气化神的阶段，便有此种相似的经验。而且不做静坐和修道的平常人来讲，如果身体精神衰弱，或有某种重病将近危亡的时候，甚至精神病或神经病、梦游症或离魂症的患者，随时也有类似这种现象发生。换言之，所谓出阴神的情景，那是和精神分裂互相毗邻的状态，绝对不是好现象。如果属于神经质的人来从事静坐，这种现象很容易发现。事实上，在静坐的过程中，发现这种景象，往往是由心理上潜意识的作祟，配合生理气机上行脑神经时所引起。只要深于心理的研究，能够自我反省检查下意识的作用，便会不被自己所迷惑了。但是世界上的人是很奇妙的，每个人的一生，很少被别人所骗，几乎大部分的时间和作为，甚至思想和情感，都是自己被自己所骗，而且自己骗自己，骗得深深的，牢牢的。入世如此，修习出世法的何尝不如此，说来真可一笑。

三、真实炼神的情况确有其事吗？

我只能说：根据学理的研究，应该是确有其事的。但需要百分之百的自由作主才对。换言之，只要把上面所说的：当自我身心与天地宇宙浑然一体，融化在一片光明净境中之时，那便是正好认识自己神我的初步现象。然后再要进一步凝神聚气，到达有无随心、大小随意、出入自由的程度，才能讲到如何炼神，如何由静坐而进入到修道证道的境界了。过此以往，如非德智两足，福慧圆融的，实在无法再讨论到由形而下，进入形而上的情况。

老生问曰：我家人多，生活空间很小，环境不允许我另辟静室打坐，除了睡觉的那张大床之外，实在找不出更适宜的座位了，但是不知道是心理作祟，还是另有什么不妥，我老觉得在床上打坐容易腰酸背疼，再不然就打瞌睡。倒是夏天席地而坐舒泰清爽得多，请问是否不得在床上打坐？

答曰：我想你睡的是弹簧床，再不然，就是厚厚软软的海绵垫，这种软底的座位不适宜打坐。一坐上去，压力不平均，身体为求平衡，下意识地就在紧张中，时间拖久，当然就腰酸背疼，再长期如此下去，毛病更加严重。打坐最好在榻榻米或硬木板上面，这样压力平均，坐得四平八稳，全身才得以放松。如果你要在硬板上铺褥子，更保暖、更舒适，当然也可以。夏天贪凉，直接坐在水泥地上极不好，无形中寒气入侵，对身体还是有害。

问曰：我觉得在有靠背的椅子上打坐比较轻松、舒适！

答曰：打坐时最好不要靠背，如果在散坐时，因生理过于劳倦，非要靠背不可，一定要软的，才不会严重影响气机的发动。你所以觉得背上有依靠比较舒服，可能是你太累了，或者你身体太弱了，再不然就是你太懒了。真正端容正坐的时候，任何靠背都会觉得是累赘的。

再问：打坐时，电话一来怎么办？家里又没有别人代接，不接又担心会错过什么重要的事，坐中开口讲话，又怕气脉出了岔子。武侠小说看多了，下意识地受这种观念影响。

答：打坐当然要坐透才好，就如同煮开水，一定要煮开了才能熄火。但是万事难如人愿，中途岔进来的事情，也不能不应付。开口神气散，是道家吝惜肉身长存的小乘语，事实上并不因通电话而坏了你的道行。只是定力不足因此而增加你的散乱心。倒是你那武侠小说的观念更害人，什么怕走岔了气，什么怕走火入魔，越怕越是真的不行了。

附：修定与参禅法要

刘雨虹语译（译自南怀瑾著《禅海蠡测》）

佛法中的“戒”“定”“慧”是三无漏学，也就是完美无缺的学问。现在只说“定”吧！“定”就是“戒”与“慧”的中心，也就是全部佛法修证实验的基础。换句话说，凡是要修学证明佛法的人，都要先从“定”开始。

有了“定”，才能够真正达到庄严的“戒”体，然后才能启发“慧”而达到通明的境界。佛法的八万四千法门都是依“定”力为基础，才能够达到菩提果海。任何宗派的修法，都离不开定，由此可见修定是多么的重要。

不过，所谓的定并不是专指跏趺坐（俗称打坐）而言，在佛学中，把人的日常生活，统归为四种不同的姿态，就是行、住、坐、卧，称为四威仪。在四威仪中，“坐”不过是其中的一个姿势而已。要修定的话，不但坐时要定，在另外行、住、卧三种姿态，也要能够定才行。不过，在修定开始的阶段，以坐的姿态入门，是比较容易罢了。

坐的姿势有很多种，只谈在修定的方法中就有七十二种之多，而依照诸佛所说，在所有的打坐姿势中，以跏趺坐为最好的修定坐姿。

用跏趺坐的姿势修得定力以后，应该注意在另外行、住、卧三威仪中，继续锻炼保持已得的定境，进一步更要达到在处理一切事务及言谈时，都不失掉定的境界，才真正算是定力坚固。

用坚固的定力去证取菩提，就好像攀枝取果一样，相当方便，得心应手；然而，如果见地不正确或不透彻的话，修行很容易走入歧途。

现在将修法的重点和概念，简要叙述于后，如果要探求进一步的奥秘，还需要修习所有经典，尤其是禅观等经典，如天台止观、密宗法要等学，都要详细了解贯通才行，现在先谈坐的方法：

毗卢遮那佛七支坐法

一、双足跏趺（俗称双盘），如果不能跏趺坐，就采用金刚坐（右脚放在左腿上），或者采用如意坐（左脚放在右腿上）。

二、两手结三昧印（把右手掌仰放在左手掌上，两个大拇指轻轻相抵住）。

三、背脊自然直立，像一串铜钱（身体不健康的人，最初不能直立，不妨听其自然，练习日久后，就会不知不觉自然地直立了）。

四、两肩保持平稳（不可歪斜，也不要故意用压力）。

五、头正颚收（后脑略向后收，下颚向内收，轻轻靠住颈部左右两大动脉）。

六、舌抵上颚（舌尖轻轻抵住上门牙根唾腺中点）。

七、两眼半敛（即两眼半开半闭，如开眼容易定就开眼，但不可全开，要带收敛的意味，如闭眼容易定的话，可以闭眼，但不可昏睡）。

注意事项

一、打坐时应将裤带、领带等一切束缚身体的物件，一律松开，使身体松弛，完全休息。

二、气候凉冷的时候，要把两膝及后颈包裹暖和，否则，在打坐时风寒侵入身体，没有药物可以医治，这一点须特别小心注意。

三、最初修习打坐的人，应该注意调节空气和光线，光太强容易散乱，光太暗容易昏沉。座前三尺，空气要能对流。

四、初习定的人，吃太饱时不可打坐，如觉得昏昏欲睡，也不可勉强坐，应该睡够了再坐，才容易静定下来。

五、无论初习或久习，坐处必须使臀部垫高二三寸，初习打坐的人，两腿生硬，可以垫高四五寸，日久可以渐渐减低（如臀部不垫高，身体重心必定后仰，使气脉阻塞，劳而无功）。

六、下座时，用两手揉搓面部及两脚，使气血活动，然后再离座，并且应当做适度的运动。

七、坐时要面带微笑，使面部的神经松弛，慈容可掬，心情自然也放松了。千万不可以使面部表情生硬枯槁，变成峻冷，内心就会僵硬紧张起来。

八、最初习坐时，应该采取每次时间少，但次数加多的方式。如果勉强久坐下去，则会心生厌烦，不如每次时间短，一日多坐几次才好。

在开始修习禅坐时，应该特别注意姿势，如果姿势不正确，养成习惯，就无法改正了。而且对心理和生理都有影响，并且容易成病。七支坐法的规定，有很深的含义，非常符合生理及心理的自然法则，应该切实遵守。

人的生命要依赖精神的充沛，所以要培养精神，才能达到健康的生命。培养精神的方法，首先要使心中常常没有妄念，身体安宁；心中一空，生理机能才会生生不绝。能够不绝地生，另一方面再减少消耗，自然会达到精神充沛超过平时的状态。

人的精神是随着气血的衰旺，而呈现充沛或亏损的现象。如果思虑过度疲劳，气血就渐呈亏损衰弱的现象。所以安身可以立命，绝虑弃欲可以养神，也就是说，身体保持安定状态，生命就有了根，丢掉了思虑，摒弃了欲望，精神就得到了培养。

古代医学认为人的生机是借着气化而充实的，气的运行是循着脉的路线，这里所说的脉，并不是血管或神经，而是体内气机运行的一个有规则的线路。这个气脉理论是相当微妙的，一般人不太容易了解。

黄帝《内经》中所说的奇经八脉，是从古代道家的说法脱胎出来的。道家认为：人体中任、督、冲三脉，对于养生修仙是最重要的。西藏密宗的观念，认为人体中的三脉四轮，也是即身成佛的关键。

在密宗法本中有一部《甚深内义根本颂》，在这本颂中所讨论的气脉学说，比较《内经》及《黄庭经》等书，各有独到的地方。

藏密和道家，虽然都主张修三脉，不过道家是以前后位置的任督二脉为主，藏密则以左右二脉为主。修法虽然不同，但两家都是以中脉（冲脉）为枢纽关键的。

至于禅宗坐禅的姿势，采取毗卢遮那七支坐法，虽然没有明白说出来注重气脉，可是坐禅的功效，实际上已经包含气脉问题了。

两足跏趺坐不但可以使气不浮，并且可以使气沉丹田，气息安宁，这样心才能静下来，气也不会乱冲乱跑，而渐渐循着各气脉流动，反归中脉。等到气脉可以回归流于中脉，达到脉解心开时，才可以妄念不生，身心两忘，这时才能进入大定的境界。如果说一个人的气脉还没有安宁静止下来，而说能够入定，那是绝对不可能的事。

普通人的身体在健康正常时，心中感觉愉快，脑中的思虑也就较少，在生病的时候就刚好相反。又如修定的人，在最初得到定境，开始见到心空时，一定会感到身体轻松愉快，那种神清气爽的味道，真不是言语所能形容的。可见心理和生理两种是互相影响的，是一体两面的。

人体中的神经脉络，是由中枢神经向左右两方发展分布，而且是相反交叉的，所以在打坐时，两手大拇指轻轻抵住，成一圆相，身体内左右两边气血，就有交流的作用了。

人体内的腑脏器官，都是挂附于脊椎的，如果在打坐时，背脊弯曲不正，五脏不能保持自然舒畅，就容易造成病痛，所以一定要竖直脊梁，使腑脏的气脉舒泰。如果肋骨压垂，也会影响肺部收缩，所以要保持肩平和胸部舒展，使肺活量可以充分自由扩张。

我们的后脑是思虑记忆的机枢，颈部两边是动脉的路线，由于动脉的活动，能运输血液到脑部，增加脑神经活动。在打坐时，后脑稍向后收，下颚略压两边的动脉，使气血的运行缓和，可以减少思虑，容易定静下来。

两齿根唾腺间，产生津液，可以帮助肠胃的消化，所以要用舌去接唾腺，以顺其自然。

心和眼是起心动念的关键，一个人看见色就会心动（听到声音也会心思散乱起来），这是先经过眼睛的机能而生的影响。如果心乱的话，眼睛会转动不停，一个人如骄傲而又心思散乱的话，他的两眼常向上视；一个阴沉多思想的人，两眼常向下看；邪恶阴险的人，则常向左右两侧斜视；在打坐的时候，采取两眼敛视半闭的状态，可以使散乱的心思凝止。

打坐时松解衣物的束缚，可以使身体安适；常常面带笑容，可使精神愉快，这些条件对于打坐修定是很重要的。

所以，禅坐的姿势，对于气脉很有关系，虽然禅坐没有专门讲究调和气脉，但是这个调和气脉的问题，已经包含在内了。如果专门注意修气脉的话，很容易发生“身见”，更会增强一个人的我执，这个我执和身见，就是证得正觉的大障碍。

静坐的姿势，十分重要，如不把姿势调整好的话，弄得曲背弯腰，长久下去，一定会生病。许多练习静坐的人，有的得了气壅病，有的吐血，使身体害了禅病，说起来都是因为打坐姿势不正确引起的，所以修习静坐的人一定要十分小心注意姿势才是。

如果依照正确的方法和姿势修习，身体本能活动发生作用，身体内的气机自然流行，机能也自然活泼起来，就会有大乐的感受，这是心身动静交互摩擦激荡而产生的现象。

对于这种现象，一概不可以认真或执着，因为现象就是现象，不久会消失而成为过去，如果对现象执着的话，就进入了魔境，就是向外驰求了。

如果修定方法正确的话，自己的心身必会得到利益。譬如说头脑清醒、耳聪目明、呼吸深沉可入丹田、四肢柔畅，连粗茶淡饭也会和山珍海味一样的好吃；如果原来有病的人，也会不药而愈，精力也觉充沛。修定到了这一步，应该注意减少消耗，如果犯行淫欲，就会造成气脉闭塞，心身都会得病了。

初修禅定入门方法

开始修习定慧之学，最重要的是决心和愿力。在佛学上称为发心。其次重要的就是修所有的福德资粮，大意就是随时随地地行善，以善行的善报，才能作为修行的资本条件。有了愿力和决心，再有了修行所需的条件和环境，才能够入道，才能谈成功。

显教和密宗的修法，都是以四无量心为重，如果一个修学的人没有具备大愿力和大善行，结果一定会误入歧途的，由此可见一个人的成功是以愿力和资粮为基础的。

俗话说，工欲善其事，必先利其器，如果要成功，必须借有用的工具。修定学禅也是一样需要工具，而修定的工具不必向外找，我们的六根，正是很好的入门工具。

我们的六根（眼、耳、鼻、舌、身、意）外对六尘（色、声、香、味、触、法），随时都在虚妄中随波逐流，迷失真性。《楞严经》中，称六根为六贼，“现前眼耳鼻舌及与身心，六为贼媒，自劫家宝；由此无始众生世界生缠缚故，于器世间不能超越”。现在修行人要依禅定的力量，而返还性真，正好借用六根作为工具。

如何借用六根作为工具呢？就是在眼、耳、鼻、舌、身、意六根之中，任意选取一种，把心缘系于选定的这一根，渐渐练习纯熟，就可以达到“初止境”。

但是，每一根尘都可以产生许多不同的差别法门，分析起来是很复杂的。佛说一念之间有八万四千烦恼。“佛说一切法，为度一切心，吾无一切心，何用一切法？”每人的性格、习惯和喜爱都不相同，就是说根器各不相同，所以一定要选择能适合自己的法门，才能借依这个法门去修习。下面列举通常习知的几种方法，作为修定入门的参考。如要深入了解，应该研习那些显密经论才对（在《楞严经》中有二十五位菩萨圆通法门，已包括了大多数的方法）。

眼色法门可分为下列二类：

一、系缘于物——就是眼睛对着一个物体来修定。这个方法是在眼睛视线范围内，平放一物，或是佛像或其他物件，以能稍发一点亮光者为佳，在练习静坐时，视力轻松地似乎在注视着这件物体。

至于光色的选择，也要配合适合个人的心理和生理，例如神经过敏或脑充血的人，应该用绿色的光，神经衰弱的人，应该用红色的光，个性急躁的人，应该用青色柔和的光体，这些都要看实际的情况来决定，不是死板固定的。不过，当选择好一种以后，最好不要再变更，常常变更反而变成一件累赘的事了。

二、系缘于光明——这个方法是眼睛对着光明，开始练习打坐时，视线之内放置一个小灯光（限用青油灯），或者香烛的光，或者日月星辰的光等（催眠术家用水晶球光），把光对着视线，但稍微偏一点较好，另外也可以观虚空；观空中自然的光色，或观镜子，或观水火等物的光色等，统统都是属于这个方法的范围。不过，有一点要特别注意，就是对着镜子看自己的方法，容易造成精神分裂的离魂症，不可轻易尝试。

像这些方法，佛道及外道都同样地采用。在佛法的立场上来说，修学的人首先要了解一点，就是说这些方法只是方法种种，都只是为了使初学的人容易入门而已，如果执着方法，把方法当作真实，就落入魔境外道了。因为自己的心如果不能定止于一缘，反而去忙于方法，就会变成混乱，心念混乱自然就不能达到“止”的境界。

在修定的过程中，常常会产生种种不同的境象，譬如在光色的境界中，最容易生起幻象，或发生“眼神通”现象。如果没有明师指导，非常危险，马上会误入魔道。

上根利器的人，若有若无，不即不离地在色尘境中，也有豁然开悟的，这并不是一般常情所能推测的，如释迦看见天上明星而悟道。此外，也有忽地看见一物，就洞见本性的例子。

在禅宗古德中，灵云禅师就是见桃花而悟道的，是非常奇特的例子。他在悟道后的偈子说：“三十年来寻剑客，几回落叶又抽枝，自从一见桃花后，直到如今更不疑。”后来也有人追随他的旧路，也有偈子道：“灵云一见不再见，红白枝枝不着花，叵耐钓鱼船上客，却来平地摝鱼虾。”如果真能做到这一步，自然不会受那些小方法所限制了。

耳声法门又可分内外两种：

一、内耳声法门——这个方法是在自己体内自作声音，如念佛、念咒、念经等等。念的方法又分为三种，即大声念、微声念（经称金刚念），及心声念（经称瑜伽念）。在念的时候，用耳根返闻念的声音。就是说一边念一边自己向内听这个声音。最初听到的是声声念念，是许多接连断续的念佛或念咒的声音，渐渐地收摄缩小，而达到专心一念一声，最后终归使心念静止。

二、外耳声法门——这个方法是以外面的声音为对象，任何声音都可以，但最好是流水声、瀑布声、风吹铃铎声、梵唱声等。用听外界声音的方法，最容易得定。在《楞严经》中，二十五位菩萨的圆通法门，以观音的法门最好，观音法门就是以音声法门入道的。故说："此方真教体，清净在音闻。"

当最初心念能够专一在声音的时候，能够不昏沉，不散乱，就是说能够轻松自然地保持这种专一的境界，就是得到了"定"，再经常地这样修习下去，有一天忽然入于寂境，一切的声音都听不到了，这是静极的境象，定相出现了，佛经上称这个静象当"静结"。

在静结出现时，不要贪着这个境界，并且应该了解，动是现象，静结也是静的现象，要超出动静二相，不住不离于动相和静相。而且要证知了中道，了然不生的中道，这时，就由定而进入"观慧"的领域了。

慧观闻性，不是属于动静的，与动静无关，那是不间断也不连续的，体自无生，是无生无灭的本体。不过，这仍然属于渐修的阶梯范围。禅宗的古德们，很多人并不经过这些渐次的阶梯，而一句话就成功了，在听到声音的那一刹那间，言下顿悟，得到了解脱，所以，禅门入道的人，都认为观世音的闻声法门了不起。

例如在百丈禅师的门下，有一个僧人听到钟声而开悟，百丈当时就说："俊哉，此乃观音入道之门也。"其他还有香严击打竹子而见性，圆悟勤听见鸡飞的声音而悟道，再有圆悟所说的"薰风自南来，殿角生微凉"，又如提到唐人的艳诗"频呼小玉原无事，只要檀郎认得声"等，这些都是属于言下证入，真是伟大，美不胜收。

修习耳根圆通的人很多，但是，至死不能了解"动静二相，了然不生"的人更是不少。

离开了外境的音声，与外境音声毫不相干，自然能寂然入定，但是这个定相仍然是静境，是动静二相中的静相而已。自己的心身本来就是在动静二相之中。这一点如果不能认识清楚，而把得定的静相当作了本体自性，那就是外道的见解。相反地，如果能超过这个阶段，就可以算是入门了。

鼻息法门——这个方法，就是借呼吸之气而修习得定，呼吸能够渐渐细匀而静止，就是息。凡是修气脉的，练各种气功的，以及数息随息等方法的，都属于鼻息法门。天台宗和藏密两派，最注重鼻息法门。

这个法门的最高法则，就是心息相依，凡是思虑太多的人、心思散乱的人，用这个法门，依息而制心，比较容易收效。等到得定后，如果再细微地体察一下，就会发现心息本来是相依为命的。

一个人的思虑，是随着气息而生的，气息的作用，就是以念虑表现出来。当气定念寂的时候，就泊然大静了，不过，思虑气息及泊然大静，都是本性功能的作用，并不是道体。

道家认为，先天一气（气或作炁），是散而为气，聚而成形的，一般的外道，把气当作是性命的根本，这是非常错误的。如果认某一物而迷失自己的心，不能了解体性为用的道理，这也是外道与正法内学分歧的地方。

如果能够先悟到了自性，修习工夫渐渐深入达到了心息相依自在的境界，体验了心物一元，才知道一切的法门，不过都是为修学的方便而已。

身触法门——这个法门分为广义和狭义两种，广义的身触法门，包括了所有的六根法门，因为这些方法，都是依身根而修的。再说，如果没有我们这个身体，六根又依附什么呢？所以，诸法都是依身根而修的。

狭义的身触法门，就是注意力专门集中身体上的一点，如两眉中间、头顶上、脐下、足心、尾闾、会阴等处。在打坐修习时，或用观想的方法，或用守气息的方法，或者修气脉等，专注于一点，都是属于这个法门。

身触法门的修法，使修习人容易得到身体上的反应，如某种感受、触觉、凉暖、和软、光滑、细涩等，有时更会有多种的反应和感受。所以这个法门使人常常会执着于现象，而以气脉的现象，来决定道力的深浅，最后反而陷入了着相的境界。这就是《金刚经》上所说的“人相、我相、众生相、寿者相”。密宗和道家的修法，最容易使人陷入着相的毛病，这也就是法执是最难甩脱掉的。

修行人最难的就是从身见中解脱出来。黄檗禅师时常叹息这件事：“身见最难忘。”在《圆觉经》中也有：“妄认四大为自身相，六尘缘影为自心相。”古今的愚昧人众，都犯这一个毛病，所以永嘉禅师说：“放四大，莫把捉，寂灭性中随饮啄。”

有人也许会说，在工夫没有达到圣人的标准时，怎么能办得到没有身见呢？还是要借假修真，借这个四大假合的身体，去修我们的真如体性，以身为一个方便法门，不也是修行入道一个途径吗？

这个说法也对，只要了解这是个法门，不要迷头认影，把影子当真才是，如果迷头认影那就沉沦难以自拔了。老子说：“我所以有大患者，为我有身。”这句话真不愧是至理名言。所以禅宗的古德们，绝对不谈气脉的问题，以免学人着相，这种作风实在很高明。

意识法门——这个法门，包括了所有一切的法门，扩大地说，就是八万四千法门，大体上，也就是《百法明门论》中所列具的。前面所说的那些法门，虽然都是与五根尘境和五识的关联，但五识是由意识为主的，五识不过像是五个傀儡上场，后面有牵线的人，这些线的主力，就是意识，而牵线的人，就是心王。

凡所有的法相，都是由心所生的，所以，一切的法门，都是意识所造作出来的，现在又单独提出意识自性，勉强再当一个法门来讨论，举凡观心、止观、参禅等方法，都应该属于意识法门。

观心法门在开始的时候，所观的心并不是自性真心，而是有生灭的念头，也就是意识的妄心。在静坐观心的时候，只要内观这点，向自己的意识内，寻找生灭的妄心，去注意这个念头妄心的开始和消灭，以及来踪去迹。像这样的内观接续不断生灭的念头，直到有一天，念头生灭之流忽然断了。这时前念已灭，灭了就不去理它，后念还没有生，没有生也不去引发它，前念已空，后念未起，当体空寂。这个情景就像香象渡河一样，巨大的香象有巨大的魄力，不论多急的河流，它却不顾一切地横渡而过，身体截断了水流，到了这个境界就是到达了止的境界，佛学上称为“奢摩他”。

可是这个止的境界，并不是彻底究竟的根本，这只是一个相似空的静止境界，要在当体时去观，观到“有”是“空”而起的，“空”是从“有”而立的，“生”“灭”是“真如”所表现的作用，“真如”也就是“生灭”的本体。

能够观到了这个境界，不论任何一边而见中道，最后，边见舍除，连中也丢掉，就是到了观慧的程度，佛学上称为“毗钵舍那”。

止观修成之后，以止观双运为因，修持下去，自然得到定和慧都具有的果实。再一步一步继续修下去，就是十地菩萨一地一地的上进，最后证得圆满菩提。

天台之学、藏密格鲁派菩提道炬论、中观正见等学，都是属于这个修习的范围。

至于参禅的法门，在初期的禅宗，没有任何的法门教给学人，所谓“言语道断，心行处灭”，哪里还有一个法门给人呢？后代参禅的人，他们的方法却是参话头、起疑情、做工夫，这些不是都属于用意识的法门吗？

不过，禅宗的用意识入门，与其他法门不同，就是把疑情作为“用”。

疑情是什么？疑情并不是观心的慧学，像止观法门一样，也不是百法明门论所列举的疑。疑和情连系起来，就深入了第八阿赖耶本识，带质而生，此心此身，本来是相互凝合为一的。不过，在没有开悟以前的人，像是胸中横着一个东西，拔也拔不掉，一定要在适当的机会、环境和接引下，才会豁然顿破，所以说：“灵光独耀，迥脱根尘。”“凡所有相，皆是虚妄。”

如果要达到“末后一句，始到牢关，把断要津，不通凡圣”的境界，却不是言语文字可以形容描写的，这是踏破“毗卢”顶上，抛向“威音”那边，也就是说涉及了无始以前，就是与千圣一起商量讨论，都难解释的事情，哪里会是我们用思虑讨论所能了解的呢？

定慧影像

佛学中的小乘之学，是由戒开始入门的，能够持戒，才能够进而得定，有了定，才能够发智慧而得到解脱，最后达到解脱知见的境界。

佛法的大乘之学，是由布施、持戒、忍辱、精进为开始，进而达到禅定，最后得到的结果就是般若智。

佛法中所论及的止也好，观也好，都是定慧的因，都是修学的最初情形而已。

用六根的方法修学，演变出来了八万四千法门，所有这一切的法门，开始都是为了使意念静止，意念达到了止就是定，定的程度以功力的深浅而有差别。

修定的方法，有的是从“有”入门，就是借着有为法，而进入“空”。有的是从“空”开始，就是空掉一切的“有”，而知道“妙有”的用。法门虽多，目的都是一样，为了达到定而已。

现在先来谈一谈定的现象：凡是能够把心念系在一个目标上，控制心意在一处不乱，就是止的境界，也就是入定的基础。

什么是“定”？

定就是不散乱，不昏沉，惺惺而又寂寂，寂寂而又惺惺。

也就是说，心念已寂然，但却不是死寂，所以称为惺惺，表示火熄了，但仍有火种埋在灰中，这个惺惺寂寂的境界就是“定”。

“不依心，不依身，不依也不依。”达到了这个境界，心念不依附在心，也不专注在身，连不依不专注也都丢掉，就是“定”。

在开始修定的阶段，往往不是散乱，就是昏沉，或者是一会儿散乱，一会儿昏沉。其实，我们人天天都是这个样子，一辈子都是这个样子，不过自己不知道罢了，下面先讨论散乱和昏沉这两种现象。

（一）散乱

心念粗就是散乱，心念较细的散乱称为“掉举”。

修定的人，心念不能够系止于一缘，反而妄想纷飞，满脑子都是思想、联想、回忆、攀缘等，不能够制心一处，这就是粗散乱。

如果心念不太散乱，似乎已经系住一缘，但仍有些比较细微的妄念，好像游丝灰尘一样的往来，全然没有什么干扰，但是仍然是一种微细的缠绵，“多少游丝羁不住，卷帘人在画图中”的味道，这种境界就叫作“掉举”。

修习的人，许多都在这个“掉举”境界，因为自己没有认识清楚，所以不了解自己仍在微细散乱的境界，还自以为已经得定了，这实在是大错特错的想法。

最初修习的人，如果是妄念不止，又有心乱气浮的情况，不能安静下来，最好先使身体劳累，譬如运动啦，拜佛啦，先使身体调和，气息柔顺，然后再上座修定，练习不随着妄念乱跑，只专注于一缘，日久熟练自然就可以系于一缘了。

换言之，如果妄念乱心来了，对待它们就好像对待往来的客人一样，只要自己这个主人，对客人采取不迎不拒的态度，客人自然会渐渐地散去，妄念乱心也就慢慢地停止了。

不过，在妄念将停止时，自心忽然会感到自己将要进入止的境界了，自心的这种感受又是一个妄念，这个妄念停止时，妄念又生，这样周而复始，妄念来来去去，就很难达到止的境界了。

在修定的时候，最好不要认为自己是修止修定，待止的境界来到时，不要执着想要入定，反而可以渐渐入于止境。

在禅坐时，妄念常常比平时还多，这是一种进步的现象，所以不必厌烦。这个情况就像把明矾放进浑水时，看见水中浊渣下降，才知水中原有渣滓。又好像透过门缝中的阳光，才会看见空中的灰尘飞动。水中的渣滓和空中的灰尘都是原来就有的，只是平时不曾察觉，而在某种情况下就很容易显示出来。妄念在禅定时似乎更多，其实自己本来就有许许多多的妄想，只是在修定时才会发现，所以这不是问题，不足为虑。

不过，如果妄念太多，散乱力太大而不能停止的话，可以采用数息随息的方法来对付散乱，或者用观想的方法也可，就是观想脐下或脚心，有一个黑色的光点。另外一个针对散乱的方法，就是出声念阿弥陀佛，在念到“佛”字时，把这个最后的“佛”字拖长下沉，好像自己的心身都沉到无底的深处一样。

（二）昏沉

粗的昏沉就是睡眠，细的昏沉才叫作昏沉。

身体疲劳就需要睡眠，心的疲劳也会使人有睡眠的欲望。在需要睡眠的情况下，不要强迫自己修定，必须先睡足了，再上座修定。如果养成了借禅坐睡眠的习惯，修定就永远没有成功的希望了。

在昏沉的时候，心念好似在寂寂的状态一样，但是既不能系心于一缘，也不起什么粗的妄想，只有一种昏昏迷迷，甚至无身无心的感觉，这就是昏沉。

在昏沉现象初起的时候，有时会有一种幻境，就像在梦中差不多，换句话说，幻境都是在昏沉状态中产生的，因为在昏沉时，意识不能明了，而独影意识却产生了作用。

修定的人，最容易落入昏沉的境界，如果不能了解这是昏沉，而自以为是得定，实在是可悲的堕落，宗喀巴大师曾说过，若认为这种昏沉就是定境的话，命终以后，就会堕入畜生道，所以不谨慎还行吗？

克服昏沉的方法，也是用观想，观想脐中有一个红色的光点，这个光点由脐中上冲，冲到头顶而散。另外一个方法，就是用尽全身的气力，大呼一声“呸”，或者捏住两鼻孔，忍住呼吸，到忍不住的时候，极力由鼻孔射出。或者洗一个冷水澡，或者做适度的运动。一个练习气功的人，可能不容易有昏沉的现象（有人认为昏沉就是“顽空”境界，那是不对的，“顽空”是木然无思念，类似白痴状态）。

当散乱昏沉没有了，忽然在一念之间，心止于一缘，不动不摇，这时一定会产生轻安的现象。有人是从头顶上开始，有人则是从脚心发起。

从头顶上开始的人，只感觉头顶上一阵清凉，如醍醐灌顶，然后遍贯全身，心念在止境，身体也感觉轻软，好像连骨头都融化了。这时身体自然挺直，好像一棵松树。心念及所缘的外境，都是历历分明，十分清晰，也没有任何动静或昏沉散乱的现象。到了这个轻安的境界，自然喜悦无量，不过，时间或久或短，轻安现象还是容易消失的。

另一种从脚心开始的，先感觉暖或凉，渐渐上升到头顶，好像穿过了天空一样，从足下开始的轻安，比自顶上开始的，更容易保持，不易消失。

儒家说，静中觉物，皆有春意，“万物静观皆自得”，这个境界就是从轻安中体会出来的。

到达了轻安的境界后，修习的人最好独自居住在安静的地方，努力上进，如果又攀结许多外缘事物，不能继续努力，轻安就渐渐消失了。

如果继续努力修习下去，会发现在不知不觉中，轻安的现象变得淡薄了。事实上这个现象并不表示轻安消失了，而是因为长久在轻安中，不像初得轻安时那么明显而已。就好像吃惯了一种味道，再吃就不会像头一次那样新奇罢了。

从这个轻安的境界，再继续用功，不要间断，定力就坚固了，这时会感到清清明明，全身的气脉也有了种种变化，如感觉身体发暖发乐等，难以形容的微妙感觉，这就是“内触妙乐”之趣了。到了这个程度，才可以断除人世间的欲根。

当体内气机最初发动的时候，生机活泼，体内阳气周流全身，如果忘记了把心念“系缘一境”的话，性欲必定旺盛起来，这是十分危险的事，要非常谨慎自处才行。过了这一步险路，再往前迈进就发生了“顶”相，也就是超过了“暖”的更进一步。此时，气息归元了，心止境寂。因为这是三昧戒不许说的范围，很难用言语文字说明。并且，修习过程中的各种身心变化，都需要知道对付的方法才能成功，这是属于遮戒范围，在此也不加讨论。

修定的人到了这个程度，可能有气住脉停的现象。其他学说对于气住脉停的现象，都有详细的描述。邵康节的诗中说：“天根月窟常来往，三十六宫都是春。”这个境界听起来很容易，但真要能够达到这个程度，却不是一件容易的事。

如果真的达到了这个境界，再继续住于定中，就可以发生五种神通，在五神通中，眼通是最难发起的，一旦发起了眼通，其余四种神通也就相继地发起了。不过，也有因根器秉赋的不同，或者只发一种神通，或者同时并发，都不是一定的。

眼通发起的时候，无论开眼闭眼，都可以清楚地看到十方虚空，山河大地，微细尘中，一切都像透明琉璃一样，丝毫没有障碍，并且凡是自己要看的事物，只要心念一起，都可以立刻看到。其他的神通，也是一样情形。

修行人在定心没有到达顶点，智慧没有开发之前，忽然发起了神通，就很容易跟随着神通而妄念流转，反而失掉了本性，弄得修证的目标也丢了，如果再用神通去迷惑人，就是进入魔道了。所以修习的人如果把定当作最后目的地的话，等于黑夜行路，最容易落入险途，这是魔外之道的三岔路口，不能不特别小心。

有些人也许不发神通，但定心坚固有力，可以控制自己的心身，随意停止气息或心脏的活动。如印度的婆罗门、瑜伽术及中国的练形器合一之剑术等，都是到达了这个定境，用控制身心的方法去震惊世人，造成奇迹。不过，能达到这个程度，非排除一切外务，经过很多岁月的专心努力，是不能成功的，绝对不是侥幸可成的事情。

佛法的中心定慧之学，以定为基础，在得到定以后，连这个定的念头也要舍弃，而住于一种“生灭灭已，寂灭现前”的境界。这时一切的生和灭都灭掉了，连身心都没有了，何况心身所达到的境界，当然也都灭掉了。因为这个可得的境界，就是“心所”所生的，是属于生灭的范围；既然是生灭范围，当然就是虚妄。所以《楞严经》中说：“现前虽得九次第定，不得漏尽成阿罗汉，皆由执此生死妄想，误为真实。”

若能舍掉定相，住于寂灭之中，“性空”就呈现了，这是小乘的目标果位，破除了我执，而达到“人空”的境界。

修习大乘菩萨道的人，连小乘所达到的这个空寂也要舍弃，转回来反要去观，观一切假有实幻的生灭往来，缘起无生，成为妙有之用。最后还是要不住不着于任何境界，也就是说，既不执着“空”，也不执着“有”，更要舍离“中道”，不即不离，而证到等觉和妙觉的果海。

证得了等妙二觉之果，才知道一切众生本来就在定中，根本用不着去修证这个空。佛所说的这一大藏教，就是这个问题，用不着再多啰唆了。

话虽如此，如果没有定，就失去了基础，只会说理，不能亲证这个理，只能算是“乾慧狂见”，只能随着水顺流，而不能返流，也就是说自己不能做主，都也是虚妄不实的。许多人学问通达古今，嘴上说得头头是道，好像舌头上生出一朵莲花一样美妙，可是却没有半点工夫。如果只会说理，就算说得顽石点头，也没有用处，只不过是赞扬自己，毁损别人，哪里是什么佛心？古德说：“说得一尺不如行得一寸。”所以学佛的人，必须痛加反省，戒除这个只能说不能行的毛病，要按照五乘阶梯之学而努力，这是必需的步骤，愿与大家共同勉励努力。

参禅指月

参禅这件事，并不是禅定，但也离不开禅定，这其中的道理，在前面禅宗与禅定、参话头等各章中已大略谈到了，这里再画蛇添足，作补充说明。

参禅的人，第一重要的就是发心，也就是个人的坚定志愿，并且要认清一个事实，就是如果想要直趋无上菩提达到顿悟的话，绝不是小福德因缘就可以成功的。举凡由人天二乘而到大乘，五乘道中所包罗的六度万行的所有修法，一切修积福德资粮的善法，都要切实遵行去修才行。换言之，没有大的牺牲和努力，但凭一点小小聪明福报善行，就想证入菩提，那是绝对不可能的。所以达摩初祖说：“诸佛无上妙道，旷劫精勤，难行能行，非忍而忍，岂以小德小智，轻心慢心，欲冀真乘，徒劳勤苦。”

如果能诚挚真切的发心，再积备了福德圆满，在适当的机缘到达时，自然就会有智慧去选择正途而成功，所以说：“学道须是铁汉，着手心头便判，直取无上菩提，一切是非莫管。”

除了有此心胸见识的条件外，另一个重要的事，就是找真善知识，也就是老师。要找的老师，一定是一明道而有经验的过来人，跟随着这个老师修习，找到自己的拄杖，就可以直奔大道。如果不生反悔的心，这一生不成功，可以期待来生，坚定信念，有三生的努力，没有不成功的道理。所以古德曾说：“抱定一句话头，坚挺不移，若不即得开悟，临命终时，不堕恶道，天上人间，任意寄居。”

要知道，古德中的真善知识，对于因果深切明了，绝不会自欺欺人的，这些真善知识们所说的话，是不可不信的！

话头就等于入道的拄杖，真善知识老师，就像一匹识途老马。参禅的人，手拿拄杖，骑着良马，见鞭影而飞驰，听见号角而断锁，重视自己，也重视别人，在良师细心指导下，一旦豁然开悟，才知道自己本来就没有迷，哪里会有什么悟呢！

如果把“起疑情”“提话头”“做工夫”和参禅相提并论的话，只能说起疑情、提话头和做工夫对参禅有影响作用，这影响作用并不是实际的“法”，“与人有法还同妄，执我无心总是痴！”如果把这些法当作尺度去测量别人，审验自己，就是把牛奶变成毒药了，如果为此丧身失命，实在罪过。但是如果过分轻视起疑情、提话头、做工夫等观念，认为完全是不对的，不是参禅的真实法门，那便成了叶公的好龙，一旦看见真龙来了，反而骇怕，岂不成了笑话。所以说起疑情、提话头、做工夫等道理，究竟是不是参禅的正法，或者是可用不可用，应该如何去活用，都交替说得很多了。如果自己还有不明白的，笔者也没有别的办法了。

青原惟信禅师，上堂说法时道："老僧三十年前未参禅时，见山是山，见水是水。及至后来，亲见知识，有个入处，见山不是山，见水不是水。而今得个休歇处，依前见山只是山，见水只是水。大众，这三般见解是同是别？有人缁素得出，许汝亲见老僧。"所以参禅的人，一定要真参，悟的话也一定要真真实实地悟，不是随便说说就能算数的。"参要真参，悟要实悟"，这句古德的话，就是这个道理。

参禅深入，经过一番大死忽然大活，悟境出现在眼前，心目在动定之间，寻觅身心，都是了不可得，身心已不存在了，古德说"如在灯影中行"，是一个实际的状况。到了这个"灯影中行"的境界，参禅的人夜睡不会做梦，就可以证得了"醒梦一如"的境界。就像三祖所说："心如不异，万法一如，眼如不寐，诸梦自除。"这是他自身的体验，绝对真实，并不是表诠法相的话。陆大夫曾向南泉禅师说："肇法师也甚奇特，解道天地与我同根，万物与我一体。"

南泉指着院中牡丹花说："大夫，时人见此一株花，如梦相似。"

南泉所指的与梦相似，以及经教中所说的如幻如梦的比喻，都是与事实相吻合的。

修行人到了醒梦一如的境界，要看个人程度的深浅，应该维持保护这个已达到的境界。就像雪岩禅师用斗笠做比喻教导道吾，嘱咐道吾戴上斗笠遮盖，以免渗漏，就是教道吾保任已得到的工夫境界。

覆盖保任的道理，在百丈禅师对长庆所说的话中，也可以表达："如牧牛人执杖视之，令不犯人苗稼。"否则有了工夫，如果不小心保任，工夫仍会失掉。

许多参禅的人，都曾达到过这个境界，但却不是勤修而来的，而是碰上的，就是"如虫御木，偶尔成文"，实际上是瞎猫碰上死老鼠偶然碰巧而已，并不是自己有把握的事。如果修行人像牧牛人一样，能够保任，工夫自然就会深入进步。

修习人在刚到达这个境界时，容易发生禅病，变成欢喜无比，这也是要小心应付的。韶山曾警告刘经臣居士说："尔后或有非常境界，无限欢喜，宜急收拾，即成佛器，收拾不得，或致失心。"黄龙新对灵源清说："新得法空者，多喜悦，或致乱，令就侍者房熟寐。"

可见初得法空境界的人，常会欢喜欣悦而散乱，要切实注意，不可散乱，要随时避免尘俗而保任，培养这个新得的圣胎，等到道果成熟，再在出世入世两方面实行，"一切治生产业，与诸实相不相违背"。

道果成熟了，不论出世或入世，修行人都是能说能行，说得到就办得到的，是属于悟行合一，不是只会说而做不到，或者有任何边见偏差。大义应当做的事，赴汤蹈火都要去做，这样继续锻炼，在念而无念之间，就自在运用了。

到了此时，还不是彻底的程度，这个无实相的境界，还要舍离，如果不能舍离，就要执着法身。涅槃果实，还远隔重关，必须要经过几番死活，达到心物一如的境界，才能够到达心能转物。

前面所谈的境界，如能到达纯熟自主，此心好像清净圆明的一轮皓月一样，但还是属于初悟的境界。曹山说过一句话，其含意很需要仔细推敲："初心悟者，悟了同未悟。"所以在南泉赏月的时候，有僧人问他："几时得似这个去？"南泉说："王老师二十年前，亦恁么来！"那个僧人又问道："即今作么生？"南泉不理，就回方丈房了。

为什么说到了这个境界，还须打得心物一如，才能转过重关呢？对于这个问题，引用下面几个古德的话来解释：

归宗说："光不透脱，只因目前有物。"

南泉说："这个物，不是闻不闻。"

又说："妙用自通，不依旁物，所以道通不是依通，事须假物，方始得见。"又说："不从生因之所生。"

文殊说："惟从了因之所了。"

夹山说："目前无法，意在目前，不是目前法，非耳目之所到。"

这些古德的话都说明了，并不是明白了理就行，而是要能行才算数，既然达到了这个境界，又必须抛向那边，不可住于这个境界，就像《灵云法语》所记载：

"长生问：混沌未分时，含生何来？师曰：如露柱怀胎。曰：分后如何？师曰：如片云点太清。曰：未审太清还受点也无？师不答。曰：恁么含生不来也？师亦不答。曰：直得纯清绝点时如何？师曰：犹是真常流注。曰：如何是真常流注？师曰：似镜长明。曰：向上更有事也无？师曰：有。曰：如何是向上事？师曰：打破镜来与汝相见。

“然则打破镜来，已是到家否？曰：未也。到家事毕竟如何耶？曰：岂不闻乎：‘向上一路，千圣不传。’虽然如此，姑且指个去路。曰：最初的即是最末的，最浅的就是最高深的，诸恶莫作，众善奉行。”

以上简单所述，都是事理并至的事实，实相无相，都是有影响作用的说法，到底哪一样是法，哪一样不是法，只好个人自己去挑选了。

上根利器的人，根本不会被别人的话所惑乱，但是，一个人更不能嘴上随意说禅说道，能说不能行，一点没有证到工夫境界，只是有知解，还自以为了不起。

有人认为，古德曾说：“大悟十八回，小悟无数回。”他自己已经身心皆忘，什么都不知道，顿然入寂了，并且大死大活过几次，可是仍然没有达到那最高的成功境界，为什么我们说得那么简单呢？

这个问题可以照下面的话来回答：古德所说大悟小悟，所指的并不是证事相，所指的只是悟理的入门而已。古德这句话，固然对后学是一种鼓励，可是也实在误人不浅。

因为一般所说的顿寂，以及大死大活无数回等，统统是功用方面的事。就好像曹洞师弟所说的，是功勋位上的事情。这一切属于工夫方面，属于功用的事，并不是禅宗所称的实悟，而只是悟后的行履，悟后的实践而已。

“不异旧时人，只异旧时行履处。”这句话就是形容一个人在开悟后，虽然仍是从前那个人，但是行为却与以前不同了。行履功用就是功勋，修行人虽不执着功勋，但也重视功勋。

上根利器的人，可以直探根源，直接透入问题的根本而开悟，如贼入空室之中，赤条条来去无牵挂，毫无障碍，事与理都解决了，都不成问题。

话虽如此说，到底也要出一身冷汗才行。并不是像画眉毛或擦胭脂一样的，只顾表面就可以了，一定要经过奋斗流汗才行。对于出一身汗这句话，也不能执着，也有人是不出汗而大悟的。不过，没有经过一番甘苦，到底不踏实，如：

龙湖普闻禅师，唐僖宗太子。眉目风骨，清朗如画，生而不茹荤，僖宗百计移之，终不得；及僖宗幸蜀，遂断发逸游，人不知者。造石霜，一夕，入室恳曰：祖师别传事，肯以相付乎？霜曰：莫谤祖师。师曰：天下宗旨盛传，岂妄为之耶？霜曰：是实事耶？师曰：师意如何？霜曰：待案山点头，即向汝道。师闻俯而惟曰：大奇！汗下。遂拜辞。后住龙湖，神异行迹颇多。

灵云铁牛持定禅师，太和磻溪王氏子，故宋尚书赞九世孙也。自幼清苦刚介，有尘外志，年三十，谒西峰肯庵剪发，得闻别传之旨。寻依雪岩钦，居槽厂，服杜多（头陀）行。一日，钦示众曰：兄弟家！做工夫，若也七昼夜一念无间，无个入处，斫取老僧头做舀屎勺。师默领，励精奋发，因患痢，药石浆饮皆禁绝，单持正念，目不交睫者七日；至夜半，忽觉山河大地，遍界如雪，堂堂一身，乾坤包不得；有顷，闻击木声，豁然开悟，遍体汗流，其疾亦愈。且诣方丈举似钦，反复

诘之，遂命为僧。(《续指月录》)

五祖演参白云端。遂举问南泉摩尼珠语请问。云叱之，师领悟。献投机偈曰：山前一片闲田地，叉手叮嘱问祖翁，几度卖来还自买，为怜松竹引清风。云特印可……云语师曰：有数禅客自庐山来，皆有悟入处；教伊说亦说得有来由；举因缘问伊，亦明得；教伊下语，亦下得，只是未在！师于是大疑，私自计曰：既悟了，说亦说得，明亦明得，如何却未在？送参究累日，忽然省悟，从前宝惜，一时放下，走见白云，云为手舞足蹈，师亦一笑而已。师后曰：吾因兹出一身白汗，便明得下截清风。

上面所举的几个例子，很有亲切感，使人觉得极为方便快捷，如果执着于“大死大活”“枯木生花”“冷灰爆豆”“囫的一声”“顶上一声雷”等等，形容和比喻的字眼，把这些形容词句，当作了实在的法门，认为一定有具体的事显现出来，那么，禅宗的无上心法，就连做梦都不会找到了。只是令内行人失笑而已。但是，如果把这些形容词句，纯粹当作比喻来看，与事实毫无关系，也是等于痴人说梦，不知道说梦的就是痴人。

参禅开悟后的人，是不是仍要修定呢？

对于这个问题，可以说修与不修，是两头的话，用两句偈语来说明：“不擒不纵坦然住，无来无去任纵横。”天天吃饭穿衣，没有咬着一粒米，没有穿着一条线，就如飞鸟行空，寒潭捞月一样，得不到任何真实的事相。

如果到了这一步，仍没有稳固，则一切的法门，都与实相一样，都可以任意地揣摩，不妨一切都从头做起，临济圆寂时的偈子说："沿流不止问如何，真照无边说似他，离相离名人不禀，吹毛用了急需磨。"

如果要问是否仍须坐禅？

回答是：这叫什么话！在日常生活的行住坐卧四威仪中，自然要随时随地能定才行，不能说只有坐禅才是定，也不能说坐禅不是定。如果是明心见性悟道的人，自然知道如何用功，"长伸两足眠一寤，醒来天地还依旧"，又有什么地方不是呢？黄龙心称虎丘隆为瞌睡虎，不是没有原因的。又如：

临济悟后，在僧堂里睡，黄檗入堂，见，以拄杖打板头一下。师举首见是檗，却又睡；檗又打板头一下。却往上间，见首座坐禅，乃曰："下间后生却坐禅，汝在这里妄想作么？"

铁牛定悟后，值雪岩钦巡堂次。师以楮被裹身而卧。钦召至方丈，厉声曰："我巡堂，汝打睡，若道得即放过，道不得即趁下山。"师随口答曰："铁牛无力懒耕田，带索和犁就雪眠，大地白银都盖覆，德山无处下金鞭。"钦曰："好个铁牛也。"因以为号。

但是，在石霜的参禅团体中，二十年来学众之中，有许多是"常坐不卧，屹若株杌"，这些人只在禅坐，从不睡下，就像枯树根一样，但是，当时虽骂这些人是枯木众，也并不表示睡下才对，并不是说睡下才算是道。

玄沙看见死去的僧人，就对大众说："亡僧面前，正是触目菩提，万里神光顶后相，学者多溟滓其语。"又有一个偈子道："万里神光顶后相，没顶之时何处望，事已成，意亦休，此个来踪触处周，智者撩着便提取，莫待须臾失却头。"这其中的道理，须仔细切实地参究，不能随便草草，落入断见或常见的不正确见解中。

至于禅门中的禅定，在六祖《坛经》中，以及祖师们的语录中，都曾谈过了，这里不多引举，只录南泉的话，以做结束。

据说十地菩萨，住“首楞严”三昧，得诸佛秘密法藏，自然得一切禅定解脱，神通妙用，至一切世界，普现色身，或示现成等正觉，转大法轮，入涅槃；使无量入毛孔，演一句经，无量劫其义不尽；教化无量千亿众生，得无生忍，尚唤作所知愚，极微细所知愚，与道全乖。大难！大难！珍重。

《金刚经》中说：“我所说法，如筏喻者；法尚应舍，何况非法。”前面所述的种种一切，读者只当作梦中话听好了。如果当作实法去了解，就把醍醐变成毒药了，说的人无心，听的人可就上当了。

东方出版社南怀瑾作品

论语别裁
话说中庸
孟子旁通（上）
　梁惠王篇　万章篇
孟子旁通（下）
　离娄篇　滕文公篇　告子篇
孔子和他的弟子们
原本大学微言
孟子旁通（中）
　公孙丑篇　尽心篇

维摩诘的花雨满天
金刚经说什么
药师经的济世观
圆觉经略说
楞严大义今释
楞伽大义今释
禅话
禅海蠡测
静坐与修道
禅与生命的认知初讲
禅宗与道家
定慧初修
如何修证佛法
学佛者的基本信念
大圆满禅定休息简说
洞山指月

老子他说（初续合集）
庄子諵譁
列子臆说
我说参同契
中国道教发展史略述

易经系传别讲

易经与中医（外一种：太极拳与静坐）

小言黄帝内经与生命科学

漫谈中国文化

金融　企业　国学

廿一世纪初的前言后语

易经杂说

新旧教育的变与惑

南怀瑾讲演录 2004—2006

南怀瑾与彼得·圣吉

关于禅、生命和认知的对话

历史的经验（增订本）

中国文化泛言（增订本）